Dᵣ MAURICE RIOLACCI
Ancien externe des hôpitaux de Lyon
Ancien interne de l'Hôtel-Dieu de St-Etienne

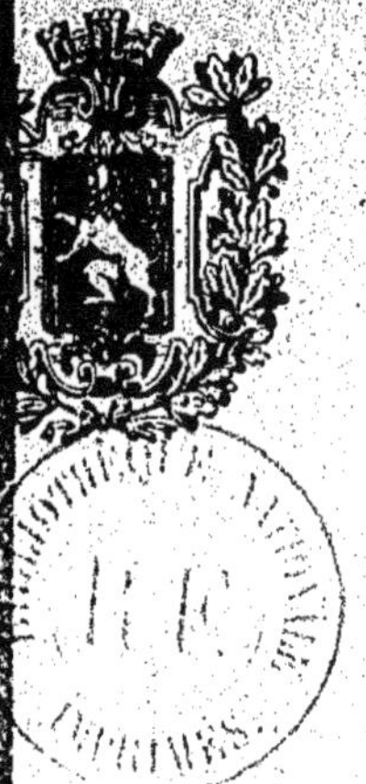

DES TROUBLES
OCULO-ORBITAIRES

DANS LES

SINUSITES MAXILLAIRES

A.-H. STORCK, ÉDITEUR
LYON

Dr MAURICE RIOLACCI
Ancien externe des hôpitaux de Lyon
Ancien interne de hôpitaux de Saint-Etienne

DES TROUBLES
OCULO-ORBITAIRES

DANS LES

SINUSITES MAXILLAIRES

A.-H. STORCK, ÉDITEUR
LYON

J'ai contracté pendant mes études médicales de nombreuses dettes de reconnaissance.

Pendant mon externat dans les hôpitaux de Lyon, j'ai eu l'honneur d'être le secrétaire de M. le professeur Maurice Pollosson, chirurgien-major de l'Hôtel-Dieu ; je suis heureux de le remercier aujourd'hui de l'extrême bienveillance qu'il m'a toujours témoignée et dont il vient de me donner encore une preuve en acceptant la présidence de ma thèse.

J'ai trouvé dans mes chefs de service de l'Hôtel-Dieu de Saint-Étienne, MM. Duchamp et Blanc, chirurgiens ; Chavanis, Cénas et Garand, médecins, des maîtres toujours désireux de me faire profiter de leur science et de leur grande expérience clinique ; ils m'ont donné à plusieurs reprises des preuves de leur affection : ils ont eu beaucoup d'élèves plus brillants ; je doute qu'ils en aient beaucoup de plus reconnaissants.

On sait quel accueil bienveillant on rencontre chez M. le professeur agrégé Rollet ; c'est lui qui m'a donné l'idée de ce travail ; il m'a aidé de ses conseils. Je suis heureux de lui adresser ici tous mes remerciements.

Enfin, ce n'est pas sans émotion que je quitte l'internat de Saint-Étienne où, en dehors de mes vieux amis Dénarié et Arène, j'ai trouvé de si bons camarades qui ont été pour moi dans certaine circonstance d'un dévouement sans bornes.

INTRODUCTION

Une des conséquences les plus intéressantes des progrès faits par la rhinologie depuis quelques années est d'avoir attiré l'attention d'une manière spéciale sur le retentissement oculaire de différentes affections des fosses nasales ou des cavités pneumatiques de la face. Depuis longtemps on savait que des troubles oculaires réflexes pouvaient survenir à la suite de maladies générales. Mais si Richter au xviiie siècle, Welge, Hunter en 1771 avaient fait connaître des cas de maladies des yeux ou des voies lacrymales survenant dans des affections nasales ou dans le cours de sinusites, ces faits patholiques avaient été regardés ensuite comme des exceptions, et ce n'est guère qu'en 1882, avec Ziem, que l'étude de ces faits est entreprise d'une façon sérieuse. Berger ensuite, en 1892, publia la première revue critique complète sur les rapports qui existent entre les maladies des yeux et celles du nez. Depuis cette époque, de nombreuses observations ont paru, et les travaux sur la question se sont multipliés.

Nous allons essayer de mettre en relief quelques-unes des complications qui surviennent le plus fréquemment dans le cours des empyèmes du sinus maxillaire ; nous verrons que si la photophobie, le larmoiement, le chémosis, l'injection ciliaire et périkératique, l'asthénopie, le rétrécissement du champ visuel, etc., viennent compliquer les maladies les plus communes de la pituitaire, la rhinite hypertrophique, le coryza aigu, l'inflammation aiguë ou chronique de la muqueuse qui tapisse l'antre d'Highmore peut elle aussi être suivie de troubles oculaires reflexes ou d'affections inflammatoires de l'orbite et de son tissu cellulaire ; que ces complications sont quelquefois de la plus haute gravité, puisque dans plusieurs de nos observations la mort a été la conséquence de la propagation de l'inflammation au cerveau, et que dans plusieurs cas moins graves au point de vue vital, la fonction de l'œil a été abolie d'une manière définitive.

Il est assez difficile de se faire une idée quelconque de la fréquence relative des troubles oculaires dans la sinusite maxillaire. Les auteurs qui ont traité la question, Ziem, Berger, Salva (Th. Paris, 1895), Kolarovitch (Th. Bordeaux, 1896), ne donnent aucun renseignement à ce sujet. Tandis que Schwartz (1) a trouvé du retentissement chez presque tous les malades qu'il a observés, Killian (2) publie une statistique où, sur quarante cas, il ne cite comme trouble oculaire qu'un cas de photophobie. Le Dr Garel, le savant spécialiste de Lyon, qui a une certaine expérience de l'inflammation de l'antre puisqu'il en a traité un centaine de cas, nous disait n'avoir jamais eu son attention attirée du côté des yeux par un symptôme quelconque.

De pareilles divergences s'expliquent assez facilement :

(1) *Monatschrift für Ohren* (n°s 9 et 10).
(2) *Münich. Med. Woch.* 1892 (4, 5, 6).

cette affection se manifeste souvent par des symptômes si peu accusés que le malade n'y prête pas d'attention ; viennent alors une exophtalmie, de l'amaurose, ou un autre des symptômes que nous verrons plus loin, ce n'est pas chez le rhinologiste qu'il ira, mais chez l'oculiste, qui souvent méconnaît la cause de ce trouble, car comme le fait remarquer Lichtwitz, ce n'est guère que l'oculiste doublé d'un rhinologiste qui dépiste ces cas.

Pour notre part, nous croyons que les complications oculaires des affections sinusiennes doivent être assez fréquentes ; bon nombre de phlegmons de l'orbite, d'ostéo-périostites ne sont pas rattachés à leur véritable cause, et il est probable que quand l'examen du nez et des sinus sera pratiqué couramment chez les malades atteints d'affections de l'œil, au même titre que les autres modes d'exploration, le nombre d'observations d'atrophie du nerf optique, de rétrécissement du champ visuel, de larmoiement, de périostites, etc., dus à un empyème du sinus maxillaire méconnu jusqu'alors augmentera considérablement.

Dans cette étude nous nous bornerons exclusivement aux complications de l'inflammation aiguë ou chronique de l'antre. La propagation orbitaire des néoplasmes est décrite dans tous les traités de chirurgie, et nous n'avons pas à nous en occuper ici.

Ces complications peuvent se diviser en deux catégories : d'une part les complications inflammatoires, et dans cet ordre d'idées nous étudierons l'ostéo-périostite du plancher de l'orbite, le phlegmon rétro-oculaire, la phlébite des veines ophtalmiques, l'atrophie de la papille due comme nous le verrons à la compression du nerf optique dans le trou optique, par suite de l'inflammation du périoste à ce niveau et la dacryo-adénite ; d'autre part les troubles réflexes parmi lesquels nous rangeons les cas d'iritis, certains cas de retrécissement du champ visuel, le blépharospasme, le ptosis, etc.

Cette division, qui est la plus simple et la plus commode, ne répond peut-être pas tout à fait à la réalité, dans certains cas au moins. Nous verrons dans le cours de ce travail que la pathogénie de plusieurs troubles que nous rangeons sous la rubrique d'accidents réflexes, de l'iritis notamment est assez discutée, et quelques auteurs tendent à voir un processus inflammatoire là où nous mettrons les accidents sur le compte d'un trouble réflexe ou congestif. D'autres phénomènes, comme le larmoiement, peuvent reconnaître plusieurs causes suivant les cas. Il y a une certaine tendance du reste, depuis quelque temps, chez beaucoup d'auteurs à restreindre de plus en plus les phénomènes réflexes au profit des troubles inflammatoires.

Nous avons cherché à appuyer ces faits sur des observations absolument probantes et complètes ; aussi n'avons-nous retenu des nombreuses observations publiées que celles qui nous ont paru les plus typiques et dans lesquelles la description de l'affection oculaire était faite d'une manière complète ; nous avons dû laisser de côté, par exemple, pas mal de faits où l'empyème du sinus était décrit d'une façon détaillée, mais où le trouble oculaire était à peine signalé par un seul mot.

Avant de commencer cette étude, il nous paraît utile d'insister sur quelques points de l'anatomie de l'orbite et du sinus maxillaire, et de rappeler rapidement les principaux symptômes de l'empyème de cette cavité.

CHAPITRE PREMIER

ANATOMIE DU SINUS MAXILLAIRE

Le sinus maxillaire ou antre d'Highmore est une cavité
creusée dans l'épaisseur du maxillaire supérieur. Sa
forme rappelle à peu près celle d'une pyramide ; on lui
décrit ordinairement quatre faces ; peu importe d'ailleurs
celle que l'on prend comme base ; ici une des parois
nous intéresse particulièrement, c'est la paroi supérieure
qui sépare le sinus de l'orbite : cette paroi n'est pas
orientée horizontalement, mais elle descend en pente
douce, de la paroi orbitaire interne, vers la fente
orbitaire inférieure et vers l'os malaire. C'est la
plus mince de toutes les parois du sinus ; sa friabi-
lité et sa vulnérabilité sont encore accrues par la présence dans l'épaisseur de cette lame osseuse d'un canal,
le canal sous-orbitaire, dans lequel passe le nerf maxillaire
supérieur, branche du trijumeau. Or ce canal présente
des particularités intéressantes : d'abord sa paroi supérieure manque dans une certaine mesure, et est alors rem-
placée par le périoste de l'orbite qui passe sur la gouttière

sous-orbitaire et la transforme ainsi en canal complet. La face inférieure de ce canal fait saillie dans l'antre sous forme d'un bourrelet d'où partent des crêtes osseuses décrites d'une manière complète par Zuckerkandl (1), mais ne présentent rien d'intéressant à notre point de vue. Cette paroi inférieure est si mince qu'elle laisse voir le nerf par transparence. Enfin ce bourrelet du canal sous-orbitaire qui fait saillie dans l'antre, est fréquemment déhiscent, ce qui permet au nerf d'entrer en contact avec les parties molles. Ce même auteur cite un cas où ce canal et son bourrelet présentaient en cinq points des déhiscences du côté du sinus ; de ces lacunes, la plus grande avait 5 millimètres de long et 3 de large. Quand nous aurons ajouté qu'en dehors de la partie qui loge le nerf maxillaire, la paroi orbitaire du sinus peut présenter d'autres déhiscences ou lacunes dues non pas à une atrophie, mais comme le démontre encore Zuckerkandl, à qui nous empruntons ces détails, à un arrêt de développement, il sera facile de voir avec quelle facilité un processus pathologique peut se propager du sinus dans l'orbite.

Les autres parois de l'antre d'Highmore nous intéressent moins, la paroi antérieure est recouverte par les parties molles de la joue, la paroi interne en rapport avec les fosses nasales présente deux ouvertures, l'une dans l'infundibulum, l'autre à la partie moyenne du méat moyen. Nous signalerons encore le bord alvéolaire de l'antre, à cause du rôle important que joue la carie dentaire dans la pathologie de cette cavité.

Parmi les nombreux prolongements du sinus décrits

---

(1) *Anat. normale et pathol. des fosses nasales* (2ᵉ éd.).

par Zuckerkandl, nous n'en retiendrons que deux : d'abord
le prolongement sous-orbitaire ; nous avons dit plus haut
que le canal sous-orbitaire faisait saillie dans l'antre
sous forme d'un bourrelet d'où partent fréquemment
des crêtes osseuses dirigées vers les autres parois
de l'antre. Étant donné que ces crêtes atteignent souvent
une hauteur notable, il se forme entre elles des dépres-
sions qui n'augmentent pas le volume de l'antre tant
qu'elles ne se prolongent pas dans l'apophyse frontale
du maxillaire supérieur ; dans le cas contraire, il se
forme là un prolongement qui vient se mettre en rapport
avec la partie antérieure de la face interne de l'orbite.
Ordinairement, on voit faire saillie sur la périphérie
interne du prolongement, la portion convexe de la paroi
interne du maxillaire qui correspond au canal naso-
lacrymal. Par suite de cette disposition l'entrée du prolongement infra-orbitaire se trouve rétrécie. La présence
de ce dernier prolongement peut être déjà reconnue par
l'examen de la surface du maxillaire supérieur ; souvent,
en effet, une voussure de la paroi faciale amincie, située
entre le trou infra-orbitaire et la branche montante de
l'apophyse maxillaire correspond à ces prolongements.
Le second prolongement est le prolongement postérieur
qui s'étend quelquefois jusque derrière l'orbite.

La membrane qui revêt le sinus maxillaire est beaucoup
plus mince que la muqueuse des fosses nasales dont elle
représente un prolongement latéral. On y distingue plusieurs couches qui ne sont pas très nettement séparées :
La couche superficielle renferme un fin réseau fibrillaire
et est recouverte d'un épithélium vibratile ; la couche
moyenne contient des glandes bien étudiées par Sappey,

de dimensions et de formes variables, ressemblant beaucoup aux glandes de Meïbomius. La couche la plus profonde est dépourvue de glandes, sa structure est dense elle est immédiatement accolée à la paroi osseuse ; elle tient lieu de périoste interne, et on peut la désigner avec quelque raison sous le nom de *couche périostique* (Zuckerkandl). On peut ordinairement la séparer facilement de la paroi du sinus.

Il n'y a donc pas de tissu érectile dans la muqueuse du sinus.

La muqueuse du sinus maxillaire est irriguée par l'artère sphéno-palatine, branche terminale de l'artère maxillaire interne, qui arrive à la muqueuse par le trou sphéno-palatin, et par la sous-orbitaire qui y envoie quelques rameaux.

Gurtwitch et Festal ont démontré que les veines du sinus maxillaire et du périoste de la mâchoire supérieure aboutissent en grande partie dans la veine ophtalmo-faciale, veine qui, venue de la pituitaire, passe par le trou sphéno-palatin, s'anastomose avec les veines intra-orbitaires et vient se terminer dans la veine faciale au-dessous de l'os malaire.

Il existe une petite veine qui peut jouer un rôle très important dans la propagation des inflammations du sinus à l'orbite : issue de l'antre, elle perfore la paroi inférieure de la cavité orbitaire pour se jeter dans la veine ophtalmique supérieure (Gaillard) (1).

Les lymphatiques n'ont pas été étudiés. Quant aux nerfs, ils proviennent tous du trijumeau.

(1) Th. Paris, 1887.

Nous insisterons plus loin, quand nous discuterons les troubles réflexes de l'œil à la suite des empyèmes du sinus sur certains points de détail de l'anatomie de trijumeau.

ANATOMIE DE L'ORBITE

L'orbite affecte la forme d'une pyramide quadrangulaire dont l'axe se dirige obliquement en arrière et en dedans ; cette obliquité est très accusée sur la paroi externe qui se dirige très nettement en dedans : elle devient nulle au niveau de la paroi interne, l'axe est sensiblement antéro-postérieur.

La forme pyramidale de l'orbite permet de lui décrire quatre faces, une base qui correspond à son ouverture antérieure et un sommet.

Des quatre faces, la plus importante pour nous est évidemment la face inférieure ou plancher de l'orbite ; nous l'avons décrite en partie en parlant de la face supérieure du sinus maxillaire. Elle est concave; en avant elle est formée par la face supérieure du maxillaire supérieur : c'est à ce niveau que se trouve la gouttière sous-orbitaire qui se transforme bientôt en un canal complet ; l'apophyse orbitaire de l'os malaire contribue aussi à la former en avant. Tout à fait en arrière elle est constituée par la petite apophyse de l'os palatin.

La paroi interne, parallèle au plan médian, est constituée d'avant en arrière par l'apophyse montante du maxillaire supérieur, l'unguis, l'os planum de l'ethmoïde et la face externe du corps du sphénoïde. C'est sur cette face, immédiatement en arrière de l'apophyse montante, que se trouve la gouttière lacrymo-nasale. La partie antérieure de cette face est en rapport avec le prolongement sous-orbitaire du sinus maxillaire quand il est très développé.

La paroi supérieure ne présente d'intéressant que la fossette située sur sa partie externe et qui loge la glande lacrymale ; elle répond aux lobes frontaux ; elle est très mince du reste en arrière, et dans l'observation de M. Panas que nous citons plus loin, le pus de l'abcès orbitaire avait provoqué une ostéite à ce point et déterminé une perforation qui avait permis au cerveau de s'infecter.

La paroi externe enfin est constituée par la grande aile de sphénoïde, l'apophyse orbitaire de l'os malaire et la partie la plus externe de la voûte orbitaire du frontal ; c'est sur cette face que se trouve l'orifice postérieur du conduit malaire.

Entre la face externe et la face supérieure se trouve à la partie postérieure de l'orbite la fente sphéno-maxillaire dont la partie la plus reculée se perd dans la fosse ptérygo-maxillaire. Cette fente est fermée à l'état frais par le périoste qui passe sans s'interrompre d'une face à l'autre.

La base de l'orbite qui n'est autre que son ouverture antérieure est coupée obliquement en avant et en dehors et en bas ; de sorte que son bord interne dépasse en avant le bord externe, et que le bord supérieur surplombe légèrement le bord inférieur. Un peu au-dessous du rebord inférieur se trouve l'orifice externe du canal sous-orbitaire.

Le sommet de l'orbite est tronqué ; il répond à la fente sphénoïdale par où passent les nerfs nasal, lacrymal, frontal, moteurs oculaires commun et externe, pathétique, la racine sympathique du ganglion ophtalmique et la veine ophtalmique, et au trou optique destiné au passage du nerf optique et de l'artère ophtalmique.

L'aponévrose de Tenon divise l'orbite en deux loges : une loge antérieure destinée à loger le globe oculaire ; une loge postérieure contenant des muscles, des vaisseaux, des nerfs et du tissu cellulo-graisseux.

Les muscles contenus dans la base postérieure sont au nombre de six, le releveur de la paupière supérieure, les droits supérieur, inférieur, interne et externe, et le grand oblique. Tous partent du sommet de l'orbite en formant une sorte de cône creux dans lequel se trouve le nerf optique, pour venir s'insérer au globe oculaire ou à la paupière.

Les artères proviennent toutes d'un tronc commun, l'artère ophtalmique, branche de la carotide interne ; nous avons vu qu'elle pénétrait par le trou optique ; située d'abord en dehors du nerf optique, elle le contourne pour se placer en dedans de lui et venir s'anastomoser avec l'artère faciale.

Deux veines principales ramènent le sang vers les sinus, la veine ophtalmique supérieure et la veine ophtalmique inférieure. La veine ophtalmique supérieure est la plus importante . elle est en rapport direct ou indirect avec toutes les veines de la cavité orbitaire. Voici comment elle naît : à l'angle interne de l'œil, il existe un point où les veines frontale, nasale, sus-orbitaire et angulaire se réunissent ; en ce point arrive aussi de la cavité de l'orbite une branche à laquelle se réunit un autre rameau émané de la veine sus-orbitaire et qui pénètre dans l'orbite par le trou sus-orbitaire. C'est précisément la réunion de ces deux branches qui constitue la principale origine de la veine ophtalmique supérieure. Cette veine reçoit une branche émanée du point de réunion des veines à l'angle interne de l'œil, tandis que la veine angulaire se dirige vers les veines qui constituent l'origine de la veine ophtalmique inférieure.

Dans la cavité orbitaire, la veine opthalmique supérieure se dirige d'avant en arrière et de dedans en dehors affectant la disposition suivante : recouverte au début par le muscle droit inférieur, elle se dirige en arrière, située au-dessus du nerf optique, puis elle passe entre le droit supérieur et le droit externe, se place ensuite au-dessus du droit inférieur, accolée à la paroi externe de l'orbite, et enfin va se jeter dans le sinus caverneux. Elle n'a pas de valvules. Elle reçoit des veines du sac lacrymal, du sinus frontal, une petite veine de l'antre d'Highmore, des veines ethmoïdales, musculaires, lacrymales, etc., et de nombreuses veines du tissu cellulaire de l'orbite. Elle envoie une anastomose à la veine ophtalmique inférieure.

Nous avons fait l'énumération des nerfs de l'orbite. Tous ces organes baignent dans un tissu cellulo-adipeux demi-fluide susceptible de s'enflammer avec une grande facilité.

DE L'EMPYÈME DU SINUS MAXILLAIRE

L'empyème du sinus maxillaire est connu depuis longtemps puisque Meïbomius père en avait déjà observé des cas ; mais ce n'est que depuis quelques années que l'étude en a été faite d'une manière complète ; les premières observations publiées avaient été celles d'inflammations aiguës de la muqueuse de l'antre ; celles-ci, comme nous le verrons plus loin, ont une symptomatologie assez nette qui était capable de frapper l'esprit des cliniciens ; actuellement on s'est occupé beaucoup plus de l'empyème latent, décrit surtout par Ziem, et l'empyème aigu a été relégué au second plan ; pourtant, cette variété clinique n'est pas très rare, et c'est elle qui semble, d'après les observations que nous avons pu étudier, donner les complications oculo-orbitaires les plus fréquentes.

EMPYÈME LATENT

C'est le plus fréquent ; il s'observe à tout âge, mais le plus souvent à l'âge adulte ; le peu de développement du sinus d'une part, d'autre part, la fréquence peut-être moins grande de dents cariées chez l'enfant explique cette rareté relative. En dehors des causes traumatiques, corps étrangers, etc., deux faits dominent l'étiologie de cette affection : la carie dentaire et la présence de lésions des fosses nasales.

SYMPTÔMES

Les symptômes de la suppuration chronique de l'antre ne sont pas pathognomoniques. Ces symptômes sont les uns subjectifs, les autres objectifs.

Le seul signe subjectif constant est l'écoulement d'une sécrétion plus ou moins fétide par une des fosses nasales : ce symptôme, quand il est unilatéral, doit toujours faire penser à une sinusite.

Un autre symptôme, moins fréquent, est la cacosmie subjective ; l'odeur que perçoit le malade est quelquefois horriblement fétide.

La douleur de la joue manque dans l'empyème chronique, et quand elle existe elle est ordinairement due à une dent cariée.

Les symptômes objectifs sont plus constants et ont plus de valeur : ils reposent sur l'éclairage de la bouche et des maxillaires. Le malade est conduit dans un cabinet noir et on lui place dans la bouche un abaisse-langue surmonté d'une petite lampe électrique. Chez les sujets dont les maxillaires sont sains, on perçoit généralement de la transparence au niveau des parties latérales de la face. Un des maxillaires contient-il du pus, le côté correspondant présente de la matité. Ce mode d'exploration est le plus communément employé ; sauf dans certains cas où les parois d'un maxillaire sont plus épaisses et atténuent ainsi la transparence, il donne des résultats assez exacts. Cette absence de transparence d'un côté de la face est connue sous le nom de signe d'Héryng.

Quand on procède à l'illumination de la bouche, les sujets sains ont une perception lumineuse ; cette perception manque du côté malade quand un sinus est envahi (signe de Garel-Burger). Signalons enfin le signe de Davidsohn, qui est d'ailleurs très difficile à observer ; en même temps que le sujet a la perception de lumière, l'observateur peut voir, en prenant certaines précautions, la pupille du patient légèrement éclairée ; s'il y a empyème, la pupille est obscure.

L'ensemble de tous ces signes, surtout des signes objectifs, a une certaine valeur diagnostique ; mais le seul moyen d'arriver à un diagnostic certain, c'est de rechercher le pus en pénétrant dans le sinus, soit par l'orifice naturel (procédé difficile) soit par voie buccale en perforant une alvéole, soit enfin, et c'est le moyen le plus commode, en perforant la paroi interne au niveau du méta inférieur, et en faisant l'aspiration du pus.

C'est par une de ces trois voies que l'on pratiquera des lavages destinés à entraîner le pus ou le liquide muqueux du sinus, et à modifier la muqueuse de celui-ci afin de tarir la sécrétion.

Avant de voir rapidement les symptômes de l'empyème aigu, nous devons voir quelles sont les lésions que provoquent les inflammations dans la cavité maxillaire ; nous verrons, en même temps, comment ces lésions produisent un travail de défense contre l'envahissement de l'orbite.

Ce qu'il importe d'abord de remarquer, c'est la facile vulnérabilité de la muqueuse qui se révèle le plus nettement dans les premiers stades du catarrhe : la muqueuse est colorée en rouge foncé et on y rencontre des ecchymoses dues à de petites hémorrhagies. L'apparition précoce de ces hémorrhagies paraît due à la structure lâche de la muqueuse ; l'injection de celle-ci s'étend aussi bien aux couches profondes qu'aux couches superficielles. La sécrétion du liquide muqueux ou purulent est très faible au début, ou ne s'établit que quand la muqueuse est hyperhémiée depuis quelque temps.

Alors la muqueuse est déjà gonflée et ramollie, comme infiltrée de liquide jaunâtre ; la membrane gonflée peut acquérir alors dix, quinze fois son volume primitif (Zuckerckandl). Cet auteur a remarqué que dans l'inflammation purulente la muqueuse était moins épaisse que dans l'inflammation catarrhale que nous venons de décrire.

Le gonflement de la muqueuse a une conséquence : c'est le rétrécissement et quelquefois la fermeture de l'orifice du sinus maxillaire. La communication du sinus avec les fosses nasales est d'ailleurs si défavorablement située que les exsudats ne peuvent sortir que quand le sinus est rempli.

Dans l'inflammation chronique de la paroi du sinus il se fait un travail de défense qui explique comment l'orbite n'est pas envahi plus souvent par l'inflammation. L'inflammation gagne, avons-nous dit, la couche périostique profonde du revêtement du maxillaire : il se produit une périostite aboutissant à des hyperostoses qui augmentent la résistance de l'os et entravent le passage des agents infectieux dans la cavité voisine.

EMPYÈME AIGU

Les symptômes généraux ouvrent ici la marche : que l'empyème soit aigu d'emblée, ou qu'il se fasse une poussée inflammatoire dans un empyème latent, le malade est pris de frissons, de fièvre, il a del'état saburral, etc., en somme les symptômes d'une pyrexie au début. Localement les douleurs sont vives, siègent dans le sinus où le malade a une sensation de tension, dans la région sous-orbitaire par suite de la compression du nerf dans son canal ; elles se propagent quelquefois dans la tête, surtout du côté correspondant.

En même temps la peau de la joue s'empâte, devient chaude, douloureuse à la pression, ainsi que, dans certains cas, la région malaire. Le pus qui distend le sinus cherche à se faire jour au dehors ; le plus souvent il sort par l'orifice du sinus ; d'autres fois il est évacué par une alvéole à la suite de l'avulsion d'une dent ou au pourtour d'une dent restée en place. Enfin il n'est pas rare de le voir se faire jour par l'orbite et y provoquer les symptômes graves que nous allons étudier. Nous venons de voir il y a quelques jours avec M. le Dr Rollet, un empyème qui s'était développé chez un homme de trente-cinq ans, et qui s'était fait jour au dehors, au niveau de la fosse canine ; pareil fait s'était produit dans notre observation.

CHAPITRE II

COMPLICATIONS INFLAMMATOIRES

Les accidents inflammatoires que nous avons trouvés dans les différentes observations de sinusites maxillaires compliquées que nous avons pu découvrir sont des ostéo-périostites du plancher de l'orbite, des phlegmons de l'orbite, peut-être des phlébites rétro-bulbaires, et enfin un cas de dacryo-adénite (obs. XIV). Nous avons écarté de ce groupe les iritis dont Ziem et Fromaget ont publié chacun une observation, parce que la nature infectieuse de ces affections ne nous paraissait pas nettement établie, bien qu'elle ait été soutenue par Ziem.

Il ne nous a pas paru possible de distraire de l'étude de la périostite du plancher celle de la névrite optique et de l'atrophie de la papille qui sont dans la plupart des cas dues à une compression du nerf optique par suite de la propagation de l'inflammation à ce niveau, ou à une inflammation de la gaîne du nerf.

Si nous nous en rapportons aux observations que nous publions, il semble que les accidents inflammatoires soient plus nombreux dans les empyèmes aigus ou subaigus du

sinus que dans les formes latentes de cette affection ;
ils sont d'ailleurs beaucoup plus nombreux que les troubles réflexes ; ceux-ci ne s'observent guère que dans les
formes chroniques de l'empyème.

OSTÉO-PÉRIOSTITE DE L'ORBITE

Les auteurs ne s'étendent pas longuement sur les
causes de la périostite orbitaire ; en dehors des traumatismes, la tuberculose et la syphilis sont les deux causes
qu'ils invoquent comme amenant le plus fréquemment
cette affection. La connaissance des suppurations des
sinus périorbitaires est venue modifier cette conception
étiologique de l'ostéo-périostite orbitaire : MM. Duplay,
Panas avaient déjà insisté sur ce mode de production de
l'inflammation des parois de l'orbite, et tout récemment
M. Rollet (*Lyon médical* 1896), dans son article sur
l'étiologie des ostéo-périostites de l'orbite, vient de faire
remarquer combien est fréquente et méconnue l'origine
sinusienne. Nous avons déjà insisté sur la fréquence très
grande des empyèmes de l'antre à forme fruste, dans
lesquels aucun symptôme ne vient révéler au médecin ou
au patient l'origine d'une collection purulente ; qu'on
vienne pour une raison quelconque à faire l'éclairage de
la face, on est très étonné de trouver de la matité d'un
côté, et l'évacuation d'une certaine quantité de pus vient
confirmer le diagnostic. Eh bien, on doit actuellement
considérer ces empyèmes comme la cause de la très grande
majorité des ostéites du plancher de l'orbite, et restreindre
de plus en plus le rôle de la tuberculose, de la syphilis,
et de toutes les causes invoquées jusqu'ici.

Mais pourquoi, si la fréquence des empyèmes est si grande, n'observe-t-on pas plus souvent des ostéo-périostites du plancher de l'orbite ? car enfin, cette affection n'est pas très fréquente puisque d'après Mackensie, elle forme le 16 p. 100 des maladies de l'orbite, et évidemment dans ce pourcentage on compte aussi bien les inflammations qui siègent sur les autres parois de la cavité. C'est que d'abord le pus n'a pas une très grande tendance à envahir la voûte du sinus puisqu'il n'est pas en contact avec elle ; mais surtout il se fait ce travail de défense dont nous parlions à propos de l'anatomie pathologique de l'empyème du sinus. Nous faisions remarquer que la couche périostique irritée se met à produire des lamelles osseuses ; celles-ci tantôt restent dans cette couche même, tantôt viennent se coller à la paroi osseuse qu'elles renforcent, ainsi créant une barrière à l'envahissement microbien.

Mais si dans beaucoup de cas ce travail se fait, il n'en est pas toujours ainsi, et alors le plancher de l'orbite et la cavité orbitaire peuvent s'infecter de deux manières : tantôt il se fait de l'ostéite raréfiante; le périoste se congestionne, prend un aspect gélatineux et les adhérences avec l'os se détruisent : la surface osseuse se parsème de petites taches rouges produites par des bourgeons charnus faisant issue des canaux de Havers considérablement élargis (Salva) ; en raison de la minceur de l'os, l'inflammation pénètre ces canaux et arrive ainsi dans le périoste de l'orbite qui lui même s'infecte et réagit.

Dans d'autres cas plus aigus, le processus est différent : l'inflammation étant plus vive, le pus décolle le périoste maxillaire sur une assez grande étendue; l'os privé de ses moyens de nutrition se nécrose, et on observe alors de ces pertes de substances assez larges comme il en existe dans plusieurs de nos observations (obs. I, II, V, IV).

Les débiscences que nous avons signalées dans le chapitre de l'anatomie du sinus doivent favoriser dans certains cas cette invasion de l'orbite.

La périostite ainsi constituée, quels sont ses symptômes ? Ceux-ci varient suivant le siège de la périostite et suivant aussi sa marche.

Chauvel, dans son article du dictionnaire encyclopédique divise les ostéo-périostites de l'orbite en périostites du bord et en périostites des parois. Quand elles succèdent à des empyèmes du sinus, elles siègent rarement sur le rebord orbitaire même, mais on peut étudier leurs symptômes suivant qu'elles prédominent à la partie antérieure de la paroi orbitaire ou à sa partie postérieure.

1° *Ostéo-périostites de la partie antérieure du plancher de l'orbite.* Le début peut se faire d'une manière brusque : le malade est pris de fièvre avec frissons, d'abattement, d'état général ; des douleurs surviennent qui siègent à la partie antérieure de l'orbite, augmentées par la pression sur le rebord orbitaire; puis une des paupières rougit, s'œdématie ; un peu de chémosis se forme, le plus souvent limité à un côté de la conjonctive et l'œil est projeté en avant et ordinairement de côté. Une petite tumeur se forme qui le plus souvent s'abcède bientôt et alors par cet orifice sort du pus; de petits séquestres s'éliminent et il reste une fistule. C'est ce qui s'est passé chez la malade qui fait le sujet de notre observation I : le début a été brusque, la malade a eu ce qu'elle appelle un érysipèle, et rapidement une double fistule s'est produite avec élimination de séquestres. L'œil était dévié latéralement comme le montre bien la figure.

A part le chémosis, cette forme paraît s'accompagner rarement de phénomènes oculaires graves ; la vision est conservée sauf un peu de diplopie due à la déviation ; la cornée résiste le plus souvent, ce qui n'a pas lieu de surprendre puisqu'on la voit résister souvent aux conjonctivites les plus graves. D'ailleurs dans les cas que nous avons notés l'ouverture de l'abcès se faisait non pas dans la paupière, mais au-dessus ou au-dessous.

Fage a signalé l'anesthésie de la peau dans la région du nerf sous-orbitaire ; celui-ci, assez souvent comprimé dans sa gaîne, est quelquefois le siège de vives douleurs.

Nous n'avons rien trouvé dans nos observations qui nous permette d'affirmer que dans quelques cas le sac lacrymal puisse s'enflammer à son tour ; mais dans notre observation VII il persista à la suite de l'empyème une nécrose de l'unguis et une fistule lacrymale ; chez la malade de l'observation I, la présence de la fistule pouvait également en imposer pour une affection du sac ; il est donc permis de supposer que l'ostéo-périostite localisée à la partie antéro-interne du plancher de l'orbite pourrait dans certains cas provoquer une dacryocystite aiguë ou chronique dont la cause passerait évidemment inaperçue sans l'examen des fosses nasales ou des sinus.

OSTÉO-PÉRIOSTITE DE LA PARTIE POSTÉRIEURE DU PLANCHER DE L'ORBITE

C'est la plus fréquente. Elle peut être aiguë ou chronique.

Lorsqu'elle est chronique, les symptômes sont peu significatifs au début : des douleurs sourdes siègent derrière l'œil; la pression sur les bords de l'orbite peut déterminer une douleur vive au niveau du point malade : ce signe, d'après Mackenzie, ne fait jamais défaut. Bientôt apparaît un gonflement plus ou moins prononcé de l'une des paupières, quelquefois des deux. La paupière supérieure tuméfiée pend au-devant de l'œil et le recouvre ; la paupière inférieure tend plutôt à descendre vers la face ; leur infiltration est quelquefois telle qu'elles ne peuvent se mouvoir. Puis la conjonctive s'injecte, se boursoufle ; un bourrelet chémosique se fait autour de la cornée ; le globe est projeté en avant quelquefois directement, d'autres fois un peu latéralement. Quant à la vision, nous verrons plus loin ce qu'elle devient. Un pareil état peut se résoudre : Beruck cite le cas d'un homme qui, porteur d'un empyème du sinus maxillaire, avait de temps en temps des poussées avec exophtalmie, puis tout rentrait dans l'ordre. Dans les cas ordinaires le pus fuse en avant et vient s'ouvrir à la paupière.

Cette affection se distingue assez facilement du phlegmon orbitaire ; quant aux tumeurs de l'orbite, elles sont parfois plus difficiles à diagnostiquer : l'examen du sinus lèvera les doutes.

L'ostéo-périostite aiguë rappelle beaucoup par ses symptômes le phlegmon orbitaire : l'affection débute par des phénomènes généraux graves, de l'abattement, quelquefois même de la prostration, de la fièvre. Une douleur très vive siège dans le fond de l'orbite, et rapidement l'œil est refoulé en avant ; la conjonctive d'abord hyperhémiée s'infiltre ; le chémosis entoure toute la cornée; la pression sur le globe oculaire est très douloureuse; puis les paupières s'infiltrent à leur tour.

C'est dans ces cas aigus que se voient de larges pertes de substance faisant communiquer l'antre avec l'orbite.

Le pus cherche à se faire jour ordinairement en avant, gagne un point du pourtour de l'orbite ; ce pus évacué, tout peut rentrer dans l'ordre. Mais quelquefois l'inflammation a gagné une autre paroi de l'orbite, la paroi supérieure dans l'observation II, un abcès cérébral se forme et le malade est emporté. Dans d'autres cas la propagation se fait aux méninges par la fente sphénoïdale. Elle peut se faire aux autres sinus (obs. II). Enfin une des complications fréquentes est la compression ou l'inflammation du nerf optique dont nous ferons un chapitre spécial.

Ces symptômes sont en somme ceux du phlegmon orbitaire ; dans celui-ci, l'exophtalmos est peut-être plus direct, la perte de mobilité plus générale et plus complète, la tuméfaction des paupières plus prononcée (Chauvel).

Cliniquement il est souvent impossible de faire le diagnostic de l'ostéo-périostite aiguë et du phlegmon de l'orbite, d'abord parce que les signes distinctifs de l'un et de l'autre sont, nous venons de le voir, très peu accusés, et ensuite parce que l'inflammation du périoste se communique très rapidement au tissu cellulaire de l'orbite et que les deux affections se confondent.

DES LÉSIONS DU NERF OPTIQUE DANS LES OSTÉO-PÉRIOSTITES DE L'ORBITE

Dans plusieurs de nos observations, l'ophtalmoscope décelait la présence d'une lésion du nerf optique : le malade avait vu sa vision diminuer progressivement, s'abolir quelquefois, et quand on regardait son fond d'œil on trouvait une atrophie grise en voie d'évolution et une anémie pupillaire (obs. IX, XI, XIII).

Dans d'autres cas, ce n'est pas l'atrophie que l'on remarque au début, mais de la névrite caractérisée par de la congestion veineuse autour de la pupille qui est floue, dont les bords sont indécis; les artères sont filiformes, exsangues (obs. IX et X). C'est ordinairement la névrite qui débute et qui laisse après elle de l'atrophie.

Dans tous ces cas on trouvait du rétrécissement du champ visuel, une diminution de l'acuité, quelquefois de la cécité absolue pour les couleurs (obs. IX).

Nous n'avons pas à faire ici la symptomatologie de ces lésions, mais si nous parcourons la liste des causes qui peuvent les produire nous trouvons la compression du nerf et l'inflammation de sa gaîne ; ici ces deux causes se retrouvent et peuvent agir séparément ou ensemble.

Il est facile de se rendre compte que la périostite du plancher de l'orbite peut gagner le trou optique ; or nous savons que le nerf ne joue pas dans cet orifice, qu'il le remplit complètement avec l'artère qui l'accompagne ; par conséquent le moindre gonflement du périoste à ce niveau sera capable de le comprimer et de provoquer ainsi les troubles dont nous parlions. En même temps que cette compression, peut se produire de l'inflammation du nerf : chez le malade de Panas (obs. II) on a trouvé un léger degré d'inflammation de la gaîne piable ; mais au niveau de sa portion intra-canaliculaire, il y avait de l'accumulation de cellules rondes, et une inflammation dans l'espace intra-vaginal du nerf, formant un manchon autour de la pie-mère dont les capillaires étaient engorgés de sang.

Le pronostic de ces altérations nerveuses est souvent assez grave ; si dans quelques cas le malade a recouvré la vision, dans d'autres l'œil a perdu définitivement ses fonctions.

PHLEGMON ORBITAIRE

Le phlegmon orbitaire a été observé assez souvent dans le cours de l'empyème du sinus. Nous en donnons plusieurs observations ; il en existe d'autres qui ressemblent tellement comme marche et comme symptômes à celles que nous citons que nous avons jugé inutile de les transcrire (observations de Delamarre, de Le Fort, de Foucher (cas suivi de mort), de Teirlink (suivi d'amaurose définitive), de Sovet (suivi de panophtalmie, de Fischer (suivi de méningite mortelle, etc.).

Bien que le phlegmon de l'œil soit dû à des causes très variées, nous croyons que, comme pour les ostéopériostites du plancher, on n'a pas fait aux empyèmes du sinus une part assez large dans son étiologie. Le tissu cellulaire de l'orbite, dans le cours d'une sinusite, peut théoriquement s'infecter de plusieurs manières : par voie veineuse, par voie lymphatique, par contriguïté, c'est-à-dire par le moyen d'une ostéo-périostite du plancher.

C'est cette cause qui paraît devoir exister dans l'immense majorité des cas ; la voie veineuse pourrait bien suffire ; nous avons dit que Gaillard décrivait une petite veine qui va directement de l'antre dans la veine ophtalmique supérieure ; il y aurait dans ce cas phlébite puis cellulite consécutive : c'est possible ; possible aussi l'infection veineuse, en avant par les veines faciales, en arrière par l'ophtalmo-faciale ; mais aucun examen anatomique n'est venu confirmer cette hypothèse.

Pagenstecker avait admis la propagation par les lymphatiques : c'est également une supposition possible, mais ce n'est qu'une supposition, les lymphatiques qui vont de l'antre à l'orbite n'étant pas connus.

L'infection par le moyen d'une ostéo-périostite est au contraire bien prouvée ; dans toutes nos observations c'est le chemin qu'ont suivi les microbes, et on peut dire avec Duplay que « le phlegmon de l'orbite d'origine dentaire provient dans l'immense majorité des cas d'une périostite du plancher de cette cavité consécutive à une inflammation de l'antre d'Highmore. »

Comme dans l'ostéo-périostite aiguë, le développement du phlegmon orbitaire s'accompagne de phénomènes généraux graves : fièvre violente, malaise, anorexie, quelquefois délire qu'il ne faut pas confondre avec les troubles cérébraux qui surviennent plus tard par suite de l'infection secondaire des méninges ou de l'encéphale. Une douleur sourde se fait sentir au fond de l'orbite, les paupières sont gonflées, rouges, œdématiées, et arrivent à recouvrir le bulbe si celui-ci n'est pas trop exophtalmié. L'œil, bientôt chassé par le gonflement des tissus, vient faire saillie en avant, le plus souvent directement dans l'axe de l'orbite, ce qui a été considéré comme un moyen de diagnostic avec la périostite. En même temps la conjonctive s'injecte le chémosis vient faire saillie autour de la cornée ; dans une de nos observations (cas de Brunschwig), l'exophthalmie était si prononcée que la cornée n'était plus recouverte de la paupière. Les douleurs deviennent de plus en plus violentes ; elles ne sont plus sourdes, mais tensives, pulsatiles. La moindre tentative pour repousser le globe en arrière provoque des souffrances atroces. L'immobilité de l'œil est absolue.

En même temps le malade a de la photophobie, de l'amblyopie progressive. Cette amblyopie peut reconnaître plusieurs causes : Herz la croit due à la compression des vaisseaux du nerf optique ; pour Leber, Knapp, elle tiendrait à une thrombrose des vaisseaux rétiniens ; enfin de Wecker, et c'est là l'opinion qui nous paraît la plus justifiée, d'après ce que nous avons dit plus haut, prétend qu'il y a névrite rétro-bulbaire et périnévrite, mais non pas papillite ou rétinite.

L'ophtalmoscope permet de voir les veines dilatées, tortueuses, puis apparaissent les signes ordinaires de la névrite optique rétro-bulbaire ; mais il n'indique pas le point du nerf qui subit la compression.

Dans certains cas, la cornée, surtout si elle n'est pas recouverte par les paupières, se dessèche : l'épithélium tombe, et alors elle peut s'infecter : un ulcère se produit ; dans les cas heureux, l'iris vient boucher la perforation : dans d'autres cas c'est une panophtalmie qui se déclare (Sovet) (1).

L'exploration avec la pulpe du doigt enfoncé entre l'œil et la paroi orbitaire fait sentir tout autour du globe une tuméfaction de consistance variable. Si le pus n'est pas ponctionné il se fraye une voie soit par la paupière, soit par la conjonctive. Son écoulement amène une détente et bientôt tout rentre dans l'ordre ; les fonctions de l'œil peuvent redevenir normales si les lésions du nerf n'ont

(1) *Annales d'oculistique*, 1845.

pas été trop profondes. L'issue spontanée du pus par la conjonctive est rare ; c'est l'ouverture par la paupière qui est le plus souvent notée.

Dans quelques cas les choses ne se passent pas aussi heureusement ; en dehors de la perte définitive de la vision on a vu la mort s'ensuivre par extension de l'inflammation aux méninges ou au cerveau (obs. II et III). (Foucher (1), Fischer (2).

Le diagnostic du phlegmon orbitaire ne se pose, sauf quelques cas exceptionnels, qu'avec la périostite profonde suppurée ; nous en avons exposé les quelques différences plus haut et il est inutile d'y revenir ; au point de vue particulier où nous nous plaçons, le diagnostic entre ces deux affections n'a d'ailleurs pas une importante bien considérable.

THROMBO-PHLÉBITE DE L'ORBITE

Nous n'insiterons pas sur cette complication : nous avons donné plus haut les raisons anatomiques qui permettent de supposer que l'inflammation de l'antre d'Highmore peut provoquer la thrombose des veines ophtalmiques ; nous n'avons malheureusement pas pu en trouver d'observations nettes ; Gaillard qui a fait de la phlébite orbitaire le sujet de sa thèse (Paris, 1887) reconnaît l'empyème du sinus comme une des causes possibles, et cite à ce propos, d'après Gürtwitch, les observations de

(1) *Gazette des hôpitaux*, 1886.
(2) *Klin. Unterricht. Augenheil.*, 1832, cité dans la thèse de Courtaix.

Gaîné et de Salter ; or, ces observations sont évidemment
des observations de phlegmons de l'orbite.

Nous n'avons donc pas à insister sur la phlébite de
l'orbite.

DACRYO-ADÉNITE

La dacryo-adénite est une complication très rare de
l'empyème du sinus. Nous en avons trouvé une observation de Galezowski (obs. XIV). Dans ce cas, la
dacryo-adénite était typique : tuméfaction au-dessous du
bord orbitaire supérieur ; la région de la glande lacrymale était saillante et gonflée, la paupière supérieure
œdématiée. Le globe, rouge, injecté surtout dans sa région
externe, était légèrement exophtalmié. De plus, outre
l'empyème du sinus reconnu plus tard, il paraissait y
avoir un peu d'ostéo-périostite chronique du plancher de
l'orbite, car depuis plusieurs mois la joue était enflée.
L'inflammation de la glande ne disparut qu'après l'évacuation du pus de l'antre.

Il n'y a évidemment pas là de phénomènes réflexes à
faire intervenir ; la dacryo-adénite était bien inflammatoire. Il est probable, d'après la marche de l'affection, que
la malade avait dû avoir un peu de périostite de l'orbite
consécutive à l'abcès du sinus, et que cette périostite
avait provoqué par continuité l'inflammation de la glande
lacrymale. Ce fait pourrait donc à la rigueur rentrer dans
le cadre des ostéo-périostites.

CHAPITRE III

ACCIDENTS RÉFLEXES

Les accidents oculaires réflexes que l'on remarque dans l'empyème du sinus sont bien moins fréquents que ceux que l'on observe dans les affections communes des fosses nasales ; la muqueuse du sinus réagit bien moins aux irritations que la pituitaire, elle ne possède pas de tissu érectile, les sensations tactiles y sont moins vives. Pourtant ces troubles existent et doivent être bien connus. Tandis que les troubles inflammatoires se rencontrent surtout dans les empyèmes aigus, les troubles réflexes paraissent liés plutôt aux formes chroniques de l'empyème de l'antre. Ils sont beaucoup plus rares que les précédents. Les principaux accidents signalés sont l'iritis, le rétrécissement du champ visuel, la photophobie, la dilatation pupillaire, le blépharospasme, le ptosis, etc.

Voyons d'abord quelles théories ont été émises pour expliquer ces troubles : l'une, soutenue surtout par Berger, est la théorie nerveuse ; l'autre, dont Ziem s'est fait le défenseur en Allemagne, met ces phénomènes sur le compte de troubles circulatoires.

Berger résume ainsi sa théorie : *les troubles ocu-laires réflexes d'origine nasale sont la conséquence de l'état d'irritation des organes terminaux du tri-jumeau.* Pour lui les réflexes sinusiens ont absolument la même pathogénie que les réflexes d'origine nasale pro-prement dite.

Pour comprendre la manière dont le trijumeau peut provoquer les différents réflexes énoncés plus haut, il est nécessaire de se rappeler sa distribution et quelques-unes de ses connexions.

Ce nerf tient à lui seul à peu près toute la sensibilité générale de l'œil, de l'orbite, du sinus, des arcades den-taires.

Sa racine sensitive présente à la partie interne et à la face antérieure du rocher, un renflement qui après avoir reçu des filets sympathiques, donne naissance au nerf ophtalmique, au maxillaire supérieur et au maxillaire inférieur ; à ce dernier tronc vient se réunir la racine motrice du nerf de la cinquième paire.

Le nerf ophtalmique reçoit lui aussi des filets sympa-thiques du plexus carotidien, puis envoie une branche à chacun des nerf moteurs de l'œil. Les branches termi-nales se distribuent à la paupière supérieure, à la conjonctive, aux voies lacrymales, à la glande, à la cornée, à l'iris, au globe oculaire (nerfs ciliaires). Les deux autres branches du trijumeau se distribuent aux sinus, aux fosses nasales, aux alvéoles dentaires, etc. L'orbiculaire des paupières est innervé par le facial qui s'anastomose avec le maxillaire supérieur.

Enfin, le ganglion ophtalmique qui fournit les nerfs ciliaires reçoit sa racine motrice du moteur oculaire commun, sa racine sensitive de l'ophtalmique, sa racine sympathique du plexus carotidien.

Le trijumeau contient des fibres sensitives, sécrétoires et motrices ; à ces fibres s'adjoignent des fibres sympathiques vaso-motrices et irido-dilatatrices ; il joue également un rôle trophique très important. L'anesthésie du sourcil et de la cornée, l'arrêt de la sécrétion lacrymale, la contraction de la pupille suivent la section de ce nerf ; son excitation produit au contraire de l'hyperesthésie et la rougeur de la conjonctive, de l'augmentation notable de de la sécrétion lacrymale, la dilatation de la pupille.

Quant à l'action trophique du nerf sur l'œil, elle ne peut être mise en doute depuis les expériences de Schiff, Laborde et Duval.

Il est facile de comprendre, d'après ce qui précède, qu'une irritation des filets terminaux du trijumeau en un point quelconque, dans les sinus, puisse donner lieu aux troubles que nous énumérons plus haut.

En comparant ces troubles oculaires d'origine nasale ou sinusienne à ceux qui se produisent dans la névralgie du trijumeau, Berger constate une analogie absolue : dans cette névralgie, que son point de départ soit dentaire, nasal ou pharyngien, on observe l'injection de la conjonctive, l'injection ciliaire, des sensations douloureuses dans l'œil, la photophobie, le larmoiement, l'amblyopie, le rétrécissement du champ visuel (Leber) le blépharospasme qui peut aller jusqu'au tic convulsif.

L'école allemande, avec Ziem, est portée à considérer beaucoup de troubles réflexes comme dépendant d'une congestion, absolument comme dans les cas de réflexes consécutifs aux lésions des fosses nasales. Ziem étudie

surtout cette théorie à propos du rétrécissement du champ
visuel qu'il avait signalé dans les affections du nez ou
dans l'empyème du sinus (obs. XVII) : à la suite
de l'engorgement des veines ethmoïdales, sus-orbitaires
et naso-frontales, il s'établit une hyperhémie collatérale,
un refoulement du sang vers les veines de l'orbite et du
globe, surtout vers les procès ciliaires caverneux, et par
conséquent une tension exagérée dans l'intérieur de l'œil,
de sorte qu'à la fin, il résulte un trouble sur la circulation
rétinienne, et une influence funeste sur le tissu nerveux.
Que la stase ne s'y compense pas au moyen d'une circulation collatérale comme on le voit dans les stases mar-
quées d'autres parties du corps, cela s'explique par ce
fait que par l'obstruction nasale, la puissance aspiratrice
des poumons est très amoindrie et par conséquent le
moteur principal de la circulation veineuse n'agit pas ou
agit très insuffisamment. Or, dans l'empyème du sinus
les choses se passent comme quand le rétrécissement a
son point de départ dans la muqueuse érectile des fosses
nasales. La muqueuse du sinus peut en effet s'épaissir
en cas d'inflammation et cet épaississement peut doubler
son épaisseur au point d'entraver la circulation du
sang dans le voisinage ; enfin les engorgements de la
muqueuse des sinus sont presque constamment compli-
qués d'un gonflement de la muqueuse nasale. Ziem croit
qu'il n'est nullement besoin de faire intervenir la théorie
réflexe pour expliquer ces cas, et insiste sur les expériences de Lewisson qui semblent prouver qu'un arrêt
réflexe survenant par l'intermédiaire des lésions anatomo-
pathologiques ne peut être admis que pour les nerfs
moteurs et non pour les nerfs sensitifs même sensoriaux.

Il ajoute enfin qu'on peut se figurer que l'irritation du trijumeau maxillaire dilate par voie réflexe les vaisseaux du globe de l'œil de la choroïde et des procès ciliaires; et après le trouble circulatoire de la rétine, c'est le rétrécissement du champ visuel et la diminution de l'accommodation que l'on observe. Mais dans le gonflement de la muqueuse nasale ou du sinus maxillaire on ne doit reconnaître que le refoulement du sang avec relâchement passif des vaisseaux.

Telles sont les deux théories en présence pour expliquer les accidents que l'on ne peut pas mettre sur le compte d'une inflammation ; nous venons de voir comment les deux théories veulent expliquer le rétrécissement du champ visuel et l'amblyopie. Toutes deux peuvent expliquer les cas de photophobie (obs. XVII et Killian) (1). C'est évidemment de la théorie nerveuse pure que relèvent le ptosis (obs. XII), le blépharospasme (obs. XVI et XVII), la dilatation pupillaire quand elle n'est pas due à une névrite optique ou à une atrophie du nerf optique (obs. II et IV).

Le larmoiement a été peu observé dans l'empyème du sinus (obs. XIII et XVI); dans certains cas il doit être d'origine inflammatoire ; toute conjonctivite peut s'accompagner de sécrétion exagérée de la glande lacrymale ; une poussée périostique peut également comprimer le sac et empêcher l'absorption des larmes ; il peut d'ailleurs très bien relever de l'irritation du trijumeau.

Il reste à expliquer les deux cas d'iritis qui font le

______

(1) *Loco citato.*

sujet de nos observations XIV et XV ; Ziem a fait une complication inflammatoire ; pour lui il y a métastase microbienne par les vaisseaux soit veineux, soit lymphatiques dans le tissu de l'iris et de l'uvée.

Fromaget et Badal ne croient pas à cette métastase et mettent ces iritis sur le compte de troubles congestifs réflexes. C'est à cette hypothèse que nous nous rattachons. Il est difficile d'expliquer comment des bacilles pénétrant dans un organe dont les moyens de défense sont si minimes, se comporteraient autrement que quand ils envahissent un autre organe, c'est-à-dire ne créeraient pas d'autres lésions qu'un peu d'irritation ; car en somme dans les deux observations de Ziem et Fromaget, observations qui se ressemblent beaucoup, il s'est agi d'iritis très peu graves malgré les symptômes douloureux et fonctionnels qui les accompagnaient, puisqu'elles ont disparu en quelques jours ne laissant aucune trace dans un cas, trois synéchies seulement dans l'autre.

D'autre part la disparition brusque de ces iritis rappelle bien le caractère des troubles réflexes de disparaître rapidement dès que la cause est supprimée.

Péchin (1) se demande à ce sujet si on ne pourrait pas expliquer ces iritis par une congestion, une irritation de l'œil d'ordre réflexe, provoquant ou appelant une infection microbienne, de la même manière que les traumatismes sont quelquefois l'occasion d'une infection en déterminant un *locus minoris resistensiæ* au niveau duquel une infection latente va se localiser et donner lieu à des accidents septiques. C'est la théorie du microbisme

---

(1) *Recueil d'ophtalm.* 1890.

latent de Verneuil. Mais ici les faits ne se sont pas passés comme on le voit d'ordinaire dans ces cas de microbisme latent où les accidents sont d'autant plus violents que l'organe par sa congestion ou par le traumatisme présente moins de résistance aux agents infectieux : ici encore une fois les accidents ont été si bénins qu'ils n'ont pas laissé de traces d'un séjour de huit ou cinq mois.

Or il suffit d'avoir observé quelques iritis pour savoir leurs tendances plastiques pour peu que leur durée soit un peu longue ou que leur traitement ait subi une interruption. Il s'agit donc bien là d'un trouble purement réflexe.

CHAPITRE IV

DIAGNOSTIC

Nous avons déjà insisté à plusieurs reprises sur la fréquence relative des complications oculaires de l'empyème de l'antre, et sur la rareté des cas où on cherchait à rattacher ces troubles à la suppuration maxillaire. Or, avons-nous dit, les lésions de l'antre doivent être cherchées ; dans quelques cas d'empyème aigu, l'attention a été attirée par des douleurs et de l'empâtement au niveau de la joue, ou au niveau d'une dent cariée ; mais ces cas ne sont que la petite minorité et il arrive quotidiennement que des maladies oculaires ne cèdent pas à un traitement, rationnel sans doute, mais dirigé uniquement contre des troubles de l'œil, tandis qu'on verrait du jour au lendemain les symptômes disparaître si on traitait une rhinite méconnue ou un empyème ignoré. Par conséquent actuellement il n'est pas permis à un oculiste de ne pas savoir diagnostiquer une lésion du nez ou de ses annexes ; et toutes les fois qu'une affection oculaire quelconque ne pourra pas être rattachée à une cause nette, on devra pratiquer la rhinoscopie et faire l'examen du sinus par l'éclairage intra-buccal. A plus forte raison devra-t-on faire cette exploration du sinus si on se trouve en présence d'un phlegmon de l'œil, d'une périostite de l'orbite, d'un abcès du sac lacrymal, d'une nécrose de l'unguis, etc. L'ensemble des signes que nous signalions au début, c'est-à-dire l'écoulement du pus, la cacosmie subjective, les signes de Héryng, de Garel-Burger, de Davidsohn, et au besoin, en cas de doute, la perforation du sinus au niveau du méat inférieur permettront au médecin de porter son diagnostic et partant d'instituer un traitement rationnel.

TRAITEMENT

Les indications thérapeutiques découlent de ce que nous avons exposé jusqu'ici : la première indication est évidemment de donner issue au pus du sinus, et de traiter l'inflammation de sa muqueuse sans se laisser décourager par la longueur quelquefois désespérante du traitement. Si les troubles oculaires dont se plaint le malade sont réflexes, ils céderont ou au moins diminueront du jour au lendemain après la simple évacuation du pus.

S'il s'agit de lésions inflammatoires qui évoluent pour leur compte propre, il faut évidemment les traiter en même temps que l'affection primitive qui leur a donné naissance. Toute collection purulente de l'orbite sera rapidement évacuée soit par la paupière soit par une ponction dans la conjonctive. Un stylet sera introduit et ira reconnaître l'état de la paroi : s'il y a une perforation spontanée du plancher de l'orbite on pourra faire le drainage transsinusique après avoir pratiqué une ouverture dans le sinus soit par l'alvéole, so' oa, la fosse canine. Dans les cas bénins, on pourra se co .enter de faire ce drainage par la paupière.

Les ostéites du plancher et du rebord orbitaire seront curetées si besoin est; elles céderont d'ailleurs toujours à ce traitement.

Enfin les lésions nerveuses sont justiciables du traitement habituel.

OBSERVATIONS

OBSERVATION I *(Inédite)*

Due à l'obligeance de M. le professeur agrégé Rollet.

Empyème aigu du sinus maxillaire. — Ostéo-périostite de l'orbite ayant provoqué une large communication avec le sinus. — Exophtalmie. — Début d'atrophie de la papille. — Guérison après ouverture et drainage.

Marie Ch..., âgée de vingt-huit ans, entrée le 1ᵉʳ novembre 1895 à la clinique ophtalmologique, dans le service de M. le professeur Gayet suppléé par M. le professeur agrégé Rollet.

Antécédents héréditaires. — Père et mère en bonne santé; cinq sœurs dont une est sourde depuis l'âge de dix ans; trois autres sont mortes en venant au monde, mais après la naissance de la malade. Celle-ci a une sœur aînée très bien portante.

Antécédents personnels. — Bonne santé jusqu'à maintenant; réglée vers quinze ans, régulièrement depuis. Mariée à vingt-quatre ans; pas de fausses couches: deux enfants bien portants, le dernier âgé seulement de deux mois. Le mari nie absolument tout accident spécifique.

Trois jours avant le dernier accouchement, il y a deux mois, la malade a ressenti un violent mal de dents au niveau des molaires supérieures droites ; quatre jours après, aurait éclaté un érysipèle du côté droit de la face ; la douleur fut très intense, et au bout de huit jours le gonflement était énorme ; l'œil disparaissait tout entier dans l'œdème des tissus. Un trajet s'ouvrit alors dans la région sous-orbitaire du côté interne et il s'en échappa une grande quantité de pus sanguinolent et nauséabond. Depuis ce pus a continué à sourdre chaque jour en petite quantité, et il est sorti à cinq ou six reprises différentes des os minces d'une longueur variant entre un et deux centimètres. En outre, des bourbillons purulents seraient également sortis par le nez et par la bouche venant de l'arrière-cavité des fosses nasales.

Actuellement. — On constate de l'inflammation œdémateuse sur tout le pourtour du globe oculaire ; celui-ci est refoulé en avant et en dehors. Les paupières bouffies ne laissent entre elles qu'une légère fente ; il y a du chémosis du côté interne. On remarque deux trajets fistuleux, l'un en haut, ne donnant plus de pus, l'autre à la partie sous-palpébrale, dans l'angle inféro-interne, suppurant encore abondamment. Le stylet y pénètre obliquement en arrière, en haut et en dedans, sur une longueur de 5 centimètres environ, et arrive sur des masses fongueuses. On n'a pas la sensation d'un os dénudé.

La pression est très douloureuse sur les os du nez au niveau du grand angle où on a une sensation de fongosités. Elle l'est beaucoup moins en bas, plus du tout en dehors au niveau de l'os malaire.

On ne trouve rien dans le nez, rien dans la bouche ; le système dentaire est intact.

Le malade souffre au niveau du sinus frontal et la pression sur cette région est un peu douloureuse.

Le fond de l'œil se voit facilement ; la papille paraît un peu plus blanche que normalement, à contours très précis. La vision est considérablement diminuée, les doigts sont à peine distingués.

Le reste est normal.

3 décembre. — Opération par M. Rollet ; chloroformisation ; agrandissement au bistouri de la fistule supérieure ; le stylet introduit fait sortir des masses de pus concrété, et l'on sent une perforation à la partie inféro-interne de l'orbite. On prolonge l'incision en haut et on pratique la trépanation du sinus frontal qui paraissait envahi ; il sort du sang, mais pas de pus. On agrandit ensuite l'orifice de la fistule inférieure ; il sort des masses caséeuses très fétides. Le doigt introduit perçoit une large perforation, de la grandeur d'une pièce d'un franc, par laquelle on pénètre dans le sinus maxillaire ; on en retire du pus concrété.

La deuxième molaire est alors enlevée, et par l'alvéole perforée et dilatée s'échappe une certaine quantité de pus. On fait un drainage par cet orifice et la partie supérieure du sinus en dedans et au-dessous de l'œil. On fait faire régulièrement des lavages au sublimé à 1 p. 6000.

5 décembre. — L'exophtalmie a beaucoup diminué. Les tissus œdématiés sont devenus beaucoup plus souples. On constate la réunion immédiate de la peau au-devant et au-dessous de la trépanation frontale. Les lavages entraînent peu de pus.

10 décembre. — On a fait des pansements quotidiens ; le pus diminue.

11 décembre. — On enlève le drain ; l'exophtalmie est très peu sensible.

13 décembre. — On remet un drain à demeure (une sonde de Pezzer), et on prescrit trois lavages par jour au permanganate de potasse.

19 décembre 1895. — L'œil ne présente plus rien d'anormal. Il sort encore un peu de pus par le drain.

20 mai 1897. — Nous avons écrit à la malade pour lui demander des nouvelles de sa joue ; elle nous répond : « J'ai le bonheur de vous annoncer que l'abcès dont je souffrais à la joue a presque totalement disparu ; veuillez remercier M. le docteur Rollet et lui annoncer ma guérison. »

Observation II

Empyème du sinus maxillaire compliqué d'ostéo-périostite orbitaire avec
perforation de la voûte ; abcès du lobe frontal et atrophie du nerf
optique ; mort. (Panas, Académie de méd., 12 mars 1895).

Le nommé A. P..., garçon de magasin, trente et un ans,
entré le 16 avril 1894 à l'Hôtel-Dieu, salle Saint-Julien, lit n° 16.

Antécédents personnels.— Ne présentent rien de particulier.

Début de l'affection.— Au commencement d'avril, le malade
souffre d'une molaire supérieure qui est un peu gâtée, et
remarque que depuis quelque temps il mouche beaucoup. La
matière est muco-purulente, surtout quand il se penche fortement en avant. Vers la même époque, il s'aperçoit qu'il sent
mauvais du nez. Ceci se passe sans douleur autre que la douleur dentaire. Nul gonflement sur le rebord alvéolaire. Le malade fait soigner sa dent ; il subit cinq à six pansements dans
l'espace de quinze jours. Les phénomènes douloureux persistent quand même. Dans la matinée du 13 avril, P... perd
complètement la vue. Il s'en aperçoit en faisant son travail, et
remarque qu'en fermant l'œil gauche, il ne voit absolument
rien de l'autre. Cette amaurose est survenue progressivement
dans l'espace de quelques heures, et le malade, très affirmatif,
dit que cet œil droit voyait très bien, non seulement la veille
du 13, mais aussi le matin du 13, à son réveil. En même temps
apparaissent des douleurs violentes dans tout le côté droit de
la face ; la pommette et la région orbitaire sont particulièrement douloureuses. La conjonctive s'infiltre rapidement, et les
paupières sont gonflées en quelques heures. Les tissus de la
joue s'œdématient également. Le malade est pris de fièvre et
éprouve quelques frissons. Cet état persiste pendant les jours
suivants.

État à l'entrée. — Le malade se présente à la clinique
ophtalmologique le lundi 16 avril. Les paupières supérieure et

inférieure droites ainsi que la joue du même côté, sont gonflées, œdématiées ; on ne voit aucune sécrétion sur les paupières. La peau est d'un rouge violacé, tendue, luisante et chaude. Tout ce massif inflammatoire, douloureux spontanément, l'est beaucoup à la pression. On écarte difficilement les paupières très fortement œdématiées, et le chémosis cache en partie l'œil porté en avant, en exorbitis. L'œil est immobile, la pupille regardant directement en avant. La cornée et la pupille sont normales. L'ophtalmoscope permet de constater que la papille est légèrement décolorée, les veines distendues, non pulsatiles, les artères diminuées de volume. Le malade ne peut distinguer ce qui l'entoure ; il lui est difficile de dire s'il perçoit la lumière d'une lampe placée devant son œil. En palpant le sillon orbito-palpébral en haut ainsi qu'en bas, on perçoit de la résistance. Il est difficile de se rendre compte de l'état du maxillaire supérieur, car la peau qui le recouvre est très douloureuse. Le malade se plaint d'élancements douloureux dans le côté droit de la tête ; il présente quelques vésicules d'herpès aux lèvres, et un mouvement fébrile assez accusé. La langue est saburrale et l'haleine fétide. L'état général est assez bon, mais cet homme a l'air très abattu. P... entre salle Saint-Julien. Dès son arrivée on lui fait un pansement antiseptique et on lui donne du calomel à doses fractionnées.

17 avril. — Incision de la paupière au niveau de la partie moyenne de l'arcade orbitaire. Il sort quelques gouttes de pus.

18 vril. — On endort le malade et pendant le sommeil chloroformique, il s'écoule du pus de la narine droite. On enlève la première grosse molaire droite qui est légèrement cariée. Avec une tréphine on perfore la paroi alvéolaire et on tombe dans le sinus maxillaire. Par l'orifice ainsi créé, il sort du pus extrêmement fétide. On fait un lavage avec une solution de biiodure de mercure et il s'écoule quantité de liquide purulent et de matière grumeleuse, caséiforme et d'une puanteur excessive. On place dans le sinus, à travers l'orifice alvéolaire, un drain de caoutchouc fermé en bas par une cheville d'ivoire. Le lout est fixé par un fil à la molaire avoisinante. Dans le courant de la journée on fait des lavages répétés avec une solution de permanganate de potasse à 4 p. 1000.

19 avril. — Comme les phénomènes inflammatoires et le gonflement persistent sur le pourtour de l'orbite, M. Panas fait une incision en T sur la paupière inférieure au milieu du rebord orbitaire. Il sort par l'ouverture du pus bien lié, et la sonde cannelée introduite par l'incision tombe sur le plancher du maxillaire inférieur largement dénudé. On met un drain, puis on lave au permanganate. Le liquide sort par le nez sans passer par le sinus maxillaire, et quand le malade se mouche, l'air sort non seulement par l'ouverture pratiquée dans la paupière inférieure, mais aussi par celle qui existe sur le milieu de la paupière supérieure. On répète le lavage au permanganate dé potasse plusieurs fois par jour, et dans l'intervalle ou applique un pansement antiseptique.

20 avril. — La température du matin s'est abaissée à 36°,9. Même état local, mêmes pansements qee la veille. Le malade se sent un peu mieux. Pas de perception lumineuse à droite. Pupille énormément dilatée. Persistance de l'immobilité du globe.

22 avril. — Les douleurs de tête ont disparu ainsi que la fièvre. L'état général est meilleur, et le malade commence à s'alimenter. Le gonflement des paupières a diminué, aussi est-il possible de glisser un drain sur le plancher de l'orbite. Le pus qui sort au moment des lavages est en petite quantité. Il y a de légers mouvements du globe oculaire. Depuis quelques jours on interroge le malade au point de vue de son acuité visuelle et aujourd'hui pendant qu'on promène une compresse devant sa figure, il dit avoir la sensation d'un objet agité devant son œil.

23 avril. — Même état, mais le malade n'accuse plus aucune perception lumineuse.

1er mai. — Amélioration progressive de l'état général et de l'état local : le malade distingue les doigts de la main à contrejour.

7 mai. — La suppuration a en partie disparu. Dans la nuit du 6 au 7, le malade a eu de la céphalalgie d'une façon assez intense, les douleurs se sont propagées dans la nuque, et le cou ne peut être remué sans douleur; quelques vomissements. Le matin, malaise général avec frissons, la température remonte à 39°8 le matin. Le pansement est un peu taché par le pus. Le liquide de l'injection ne ramène rien. Le malade distingue à peine la main. Les jours suivants, l'état général baisse, et le malade se plaint de troubles céphaliques; il éprouve plutôt une sensation de gêne avec frissons nuit et jour. De temps à autre, vomissements sans efforts. Le malade a toujours le cou raide, il fléchit difficilement la tête, il évite tout mouvement brusque qui lui retentit douloureusement dans le crâne. La lumière vive et le bruit le gênent; il préfère être au lit où il se couche pelotonné sur lui-même. Pas de troubles intellectuels ni aucun changement dans l'état des lésions de la face du côté droit. La fièvre augmente. Dans la nuit du 14 au 15 mai le malade est pris subitement de malaise intense; on appelle l'interne de garde, mais le patient meurt dix minutes environ après le début des accidents. Dans la journée on n'avait noté aucun changement menaçant.

Autopsie le 16 mai. — On enlève la calotte crânienne avec la scie, et au moment où on la soulève dans la partie antérieure on voit sourdre du sinus frontal droit un flot de pus verdâtre. Le sinus est plein de pus semblable, mais les parois osseuses sont intactes. Le sinus du côté gauche est normal. En soulevant le lobe frontal droit, on voit que celui-ci est adhérent à la voûte orbitaire et qu'il présente à ce niveau une teinte brunâtre. En pressant légèrement dessus, le tissu se déchire et donne issue à une certaine quantité de pus sanieux. On recueille de ce pus sur lamelles avec une pipette en vue de l'examen bactériologique. Pour enlever complètement le cerveau on coupe l'adhérence et on constate à l'endroit de celle-ci que la voûte orbitaire est perforée. L'orifice a les dimensions d'une lentille. On résèque avec précaution la voûte orbitaire ainsi que la partie osseuse environnante, ce qui permet de constater l'infiltration de l'ethmoïde et de la petite aile du sphénoïde par du pus noirâtre ; le sinus sphénoïdal droit ne contient pas de pus. Tout le périoste de la cavité orbitaire est spontanément décollé et entre lui et l'os, se trouve un vaste espace où est collectionné le pus. Le cône musculaire ainsi que le tissu cellulo-adipeux de l'orbite sont absolument normaux et comme enveloppés par la collection sous-périostale qui les repoussait en avant, d'où l'exorbitis. L'ouverture du sinus caverneux des veines qui s'y rendent permet de constater l'absence de toute thrombo-phlébite. L'œil enlevé en coupant le nerf optique au niveau du trou du même nom, on constate que le sinus maxillaire communique largement avec la cavité orbitaire. L'examen de la voûte de l'orbite permet de reconnaître que la perforation osseuse, à peu près circulaire, siège sous le tiers interne de la suture sphéno-frontale, dans le voisinage du canal optique. L'os à ce point présente la teinte brunâtre caractéristique de la carie. En examinant le cerveau, on voit que les vaisseaux méningés sont bordés de traînées blanchâtres de pus, jusqu'au niveau de la protubérance annulaire. Les ventricules latéraux sont distendus par du liquide séro-purulent abondant. Une coupe faite à la partie inférieure du lobe frontal droit, au point correspondant à la perforation de l'orbite, démontre l'existence d'un abcès intra-cérébral du volume d'une grosse noix. Cette poche, tapissée par une fausse membrane, ne paraît pas communiquer avec les ventricules latéraux ; elle occupe la partie centrale de la corne frontale droite. Tout le tissu cérébral environnant est altéré dans sa couleur et sa consistance. On enlève avec soin la base de l'encéphale comprenant le chiasma, la protubérance et les pédoncules cérébraux, de façon à soumettre la pièce à un examen histologique détaillé. Les autres viscères ne présentent rien à signaler.

L'examen bactériologique a décelé la présence de staphylocoques dorés dans le pus de l'orbite et du sinus maxillaire. Le pus de l'abcès du cerveau contenait, à côté de quelques rares staphylocoques, des streptocoques en grand nombre ; preuve que la méningo-encéphalite qui a emporté le malade en quelques heures provenait d'une infection secondaire.

L'examen de l'appareil optico-sensoriel a permis de reconnaître que la seule lésion du globe de l'œil était en peu de désagrégation de la myéline au niveau de la papille surtout dans la moitié nasale. La portion intra-orbitaire du nerf n'avait qu'un léger degré d'inflammation autour de la gaine piale. C'est surtout au niveau de sa partie intra-canaliculaire que le nerf présentait les plus grandes altérations : accumulation de cellules rondes inflammatoires dans l'espace intra-vaginal du nerf, formant manchon autour de la pie-mère dont les capillaires sont engorgés de sang. Myéline grenue, résistant à la coloration, sans hyperplasie du stroma conjonctif, ni de la névroglie. — Altération wallérienne à marche ascendante sur le côté gauche du chiasma, correspondant aux fibres croisées venues du nerf optique droit, et vers la bandelette optique gauche.

OBSERVATION III

Empyème aigu du sinus maxillaire. — Périostite du plancher de l'orbite. — Phlegmon rétro-bulbaire. — Méningite. — Mort (Mendel, *Journal des Praticiens*, 21 nov. 1896).

Ch. V..., âgé de soixante ans, fut pris en avril 1895, sans cause appréciable, d'un gonflement notable de la joue droite avec douleurs et fièvre très marquée. Un médecin appelé pratiqua une incision dans le pli gingivo-jugal, incision qui soulagea le malade probablement à la façon d'une saignée. Le malade se jugea guéri, car les symptômes aigus disparurent. Il restait cependant quelques douleurs dans l'épaisseur de la joue. De plus, il y avait un peu d'enchifrènement de la narine droite ainsi que l'excrétion de quelques masses caséeuses par cette narine.

Le malade vint me consulter en avril 1896, soit un an après le début de son affection. L'examen rhinoscopique me fit constater dans la fosse nasale droite, au niveau du méat moyen, la présence de nombreux polypes muqueux, entre lesquels se trouvaient des masses épaisses, caséiformes. La joue droite était un peu gonflée et sensible à la pression. L'éclairage intra-buccal donna tous les signes d'empyème du sinus maxillaire. Je pris le parti d'extraire les polypes muqueux pour débarrasser l'orifice du sinus avant d'ouvrir la cavité sinusale par le rebord gingival. Je dois dire que les deux prémolaires supérieures droites manquaient ; les molaires étaient saines.

Après l'ablation de la plupart des polypes muqueux, je me hâtai de perforer l'alvéole, au niveau de la première prémolaire manquante, car l'œil droit commençait à être projeté en avant. Cette exophtalmie, signe de périostite du plancher de l'orbite, persista même après l'évacuation du pus du sinus et l'usage d'irrigations soigneuses. L'exophtalmie droite se prononça de plus en plus ; enfin en août, soit trois mois et demi après l'ouverture du sinus, et après des lavages soigneux et persévérants, apparition d'un phlegmon de l'orbite suivi rapidement d'une méningite mortelle.

Observation IV

Empyème du sinus maxillaire. — Cellulite orbitaire. (Fage, Société d'ophtal. de Paris, 10 octobre 1893).

Un cordonnier de vingt-neuf ans se présente le 10 septembre à ma consultation avec un œil gauche exophtalmié, surmonté d'un bourrelet chémotique le long du bord inférieur de la cornée qui a conservé toute sa transparence, recouvert par des paupières œdématiées. Pupille un peu dilatée ; fond d'œil normal ; orbite libre autour du globe à l'exploration.

Par contre la joue correspondante est empâtée, douloureuse à la pression, mais la sensibilité cutanée a disparu dans la région innervée par le sous-orbitaire. Il y a de la fièvre et de la prostration. L'examen de la bouche qui répand une odeur fétide décèle la présence d'un bon nombre de dents cariées et de chicots, et montre un gonflement de la gencive supérieure où manque la première petite molaire.

Le malade raconte en effet qu'il a, peu de jours avant, souffert de cette dent et eu une fluxion ; la molaire a été extraite par un empirique. Il s'est produit une détente passagère, bientôt suivie des symptômes que nous venons d'énumérer.

Je prescris, sans résultat, une saignée locale, des onctions à la pommade mercurielle, l'antisepsie de la bouche, le sulfate de quinine. Le surlendemain l'état s'est aggravé au point de rendre une intervention urgente : le globe oculaire est fortement projeté en avant, presque immobilisé ; le chémosis est devenu total ; la paupière supérieure, très gonflée, est dure et rouge ; l'inférieure forme une masse luisante, douloureuse, un peu fluctuante en bas. Il existe des douleurs lancinantes, et une température élevée (39°5).

Je pratique une petite ouverture à la capsule de Tenon dans l'angle inféro-interne : il ne s'écoule aucun liquide caractéristique. L'incision de la paupière inférieure fait sortir au contraire un flot de pus sanguinolent et fétide. Un fort stylet introduit dans la loge de la molaire extraite enfonce le fond de la cavité alvéolaire, pénètre dans le sinus, et donne issue à une certaine quantité de pus. Rien ne s'écoule par le nez.

Cette intervention complétée par de fréquents lavages antiseptiques a produit une rapide guérison. L'exophtalmie a disparu trois jours plus tard, l'ouverture de la capsule de Tenon ayant sans doute facilité cette prompte réduction du globe. La pupille a conservé son aspect normal ; la vision est intégralement conservée ainsi que les mouvements du globe oculaire. La plaie de la paupière, plus longue à guérir, s'est, après un curetage et une légère cautérisation, cicatrisée, au bout d'un mois environ.

La succession des phénomènes est facile à saisir dans cette observation : périostite alvéolo-dentaire, abcès du sinus maxillaire, périostite des parois du sinus provoquant l'inflammation vive du tissu cellulaire de l'orbite et la suppuration des tissus de la région palpébrale.

OBSERVATION V

Sinusite maxillaire. — Phlegmon orbitaire — Ulcère de la cornée. —
Staphylome. (Brunschwig. — *Normandie médicale*, 1896).
(Observation résumée)

Mlle L..., Ch..., âgée de vingt-un ans, est prise le 27 juillet à
dix heures du matin d'une douleur effrayante dans l'œil droit,
douleur s'étendant à toute la face, au pourtour de l'orbite, et
à la région occipitale du côté opposé. Il lui a semblé qu'en ce
moment un craquement se produisait dans sa tête. En même
temps survenaient des vomissements glaireux, puis bilieux.
Jusqu'au soir, l'œil ne présenta rien d'anormal. Mais alors, la
paupière commença à rougir, à se tuméfier, l'œil à devenir
plus saillant ; — douleurs orbitaires atroces avec battements
dans la tête. Début d'exophtalmie.

Le 30 juillet, l'exophtalmie est telle que ses paupières ne
peuvent plus recouvrir le globe, même en comprimant l'œil et
en facilitant l'occlusion des paupières. Celles-ci sont rougies,
œdémateuses, luisantes, et il existe une saillie un peu plus prononcée au niveau de la poulie du grand oblique.

L'examen du nez montrait que le méat moyen était rempli de
pus ; depuis un mois, du reste, la malade avait un écoulement
par la narine droite, particulièrement au moment où elle baissait la tête, et une sensation d'odeur nauséabonde (cacosmie
subjective) . Les deux premières molaires supérieures étaient
gâtées et douloureuses à la pression.

La térébration alvéolaire après avulsion des deux molaires
laisse sortir une quantité de mucosités et de pus fétide. Une
incision profonde au point le plus saillant de la tuméfaction de
la paupière supérieure donne également issue à une masse de
pus d'odeur infecte. Drainage et irrigation. La malade est nota-
blement soulagée, mais l'œil n'a que peu de tendance à repren-
dre sa place. Le soir une injection faite par le sinus ressort non
seulement par la narine, mais aussi par le drain placé à la
partie supéro-interne de l'orbite.

3 août. — L'œil est toujours fortement proéminent, la cornée est complètement dépolie et sèche ; tout au pourtour existe un sillon purulent ; plaques grisâtres sur le chémosis. Scarification de ce dernier.

10 août. — Il s'est éliminé une certaine quantité de tissu cellulaire sphacélé par l'ouverture supérieure. De plus une ulcération s'est formée occupant le quart de la cornée au niveau de cette ulcération, et une hernie de l'iris. Collyre à l'ésérine.

La malade sort de l'hôpital à la fin d'octobre ; la conjonctive n'a repris son état normal que vers le milieu de septembre. Quant à la suppuration du sinus elle n'est pas tarie.

En 1892, la malade revient se plaignant de douleurs vives dans l'œil droit dont la vision est complètement abolie (leucome complet avec adhérence). On fait l'énucléation. La suppuration maxillaire, quoique peu abondante, n'avait pas entièrement disparu.

Observation VI

Empyème du sinus maxillaire. — Phlegmon de l'orbite. (Valude,
in thèse de Salva).

Madame J. C... âgée de vingt et un ans, se présente le 21 mars 1895 à la consultation du docteur Valude, aux Quinze-Vingts ; elle est atteinte d'une exophtalmie prononcée du côté droit, avec immobilité du globe ; un chémosis jaunâtre entoure la cornée, les paupières sont gonflées, lardacées, de couleur livide et l'on perçoit une fluctuation très nette au niveau de la paupière inférieure ; douleurs orbitaires et péri-orbitaires intenses ; la pression directe sur l'œil est très douloureuse. La vision était très diminuée. On remarque également un empâtement de la région malaire, et une voussure de la voûte orbitaire du même côté ; la première molaire supérieure droite est cariée et douloureuse au contact.

Diagnostic : Phlegmon orbitaire et empyème du sinus maxillaire concomitant.

M. Valude incise sur le champ la paupière inférieure immédiatement au-dessus du rebord orbitaire et un peu latéralement ; il donne ainsi issue à un flot de pus phlegmoneux. L'exophtalmie diminue aussitôt, l'œil peut se réduire à la pression, et les douleurs deviennent moins vives.

Le lendemain, M. Valude fait arracher la dent cariée, et perforer l'alvéole au moyen d'une vrille. Il s'échappe aussitôt par cette ouverture une quantité de pus, et on remarque que les lavages faits par la plaie de la paupière ressortent par l'alvéole ; les accidents inflammatoires cessent bientôt, l'œil reprend sa place, et la plaie de la paupière se ferme.

Le 6 juin, la malade revient à la consultation. Elle présente de nouveau de l'exophtalmie de l'œil droit ; du gonflement de la paupière inférieure ; mais ces accidents sont bien moins prononcés que la première fois.

M. Valude ouvre de nouveau la paupière inférieure au niveau de l'ancienne incision. Il donne issue à une petite quantité de pus. Explorant alors le rebord orbitaire et la paroi inférieure de l'orbite avec un stylet, il trouve l'os dénudé, grattage à la cuiller tranchante et pose d'un drain.

La malade est envoyée aux Sourds-Muets, à la consultation du docteur Ruault, qui place une canule dans l'orifice alvéolaire et qui trouve à l'éclairage intra-buccal une obscurité très marquée du sinus maxillaire droit. La malade pratique des injections par la canule plusieurs fois par jour.

Après ces interventions, les accidents inflammatoires diminuent, mais la plaie reste fistuleuse.

Le 29 septembre, M. Valude trouve au niveau du rebord orbitaire un séquestre mobile qu'il enlève en agrandissant la fistule.

Jugeant nécessaire une intervention plus radicale, difficile à pratiquer dans une clinique des maladies d'yeux, il adresse la malade au docteur Ricard, à l'hôpital Necker.

M. Ricard fait la résection d'une partie du rebord orbitaire, et du plancher de l'orbite. Des lavages sont pratiqués journellement dans le sinus par la canule.

Actuellement la plaie de la face est fermée. La malade continue à entretenir la propreté de son sinus par des lavages quotidiens, et l'éclairage de la face montre que les deux côtés sont sensiblement égaux à l'éclairage.

La vision est normale. Les examens ophtalmoscopiques faits à plusieurs reprises durant l'évolution de l'affection ont toujours démontré un fond d'œil normal.

Observation VII

Empyème du sinus maxillaire. — Fistule lacrymale. (*Strazza-Bollet. Delle malatt. dell'orech.* Fév. 1895).

Il s'agit d'un malade de vingt et un ans, qui présentait des douleurs dans la moitié droite de la tête ; il mouchait du pus, et présentait de l'obstruction nasale du côté droit. La joue était tuméfiée, sensible à la pression au niveau du sinus maxillaire. L'examen rhinoscopique montrait que la sténose nasale était produite par la distension du sinus dont la paroi interne était refoulée du côté de la ligne médiane. Ce malade présentait à la suite une nécrose de l'unguis et une fistule lacrymale.

Observation VIII

Empyème du sinus maxillaire chez un enfant de trois semaines. — Fistule sous-orbitaire. (Rudaux, *Annales des mal. de l'oreille*, 1895).

Le 25 août 1894, trois semaines après la naissance de l'enfant, la mère s'aperçoit que les paupières gauches sont rouges et œdématiées. Pas de lésions de l'œil. Au niveau de la fosse canine, une dent en éruption prématurée, implantée sur la face externe du rebord alvéolaire, constituée par un chapeau de dentine contenant la pulpe. Quelques jours plus tard fluxion ; puis en appuyant sur la région sous-orbitaire on fit sourdre du pus par la narine gauche, et à partir de ce moment, la suppuration nasale devint continuelle et très abondante. Cinq jours après, le pus se fraya un autre passage au-dessous de la paupière inférieure. La fistule sous-orbitaire est très petite et se trouve en partie cachée dans le sillon orbito-palpébral inférieur très accentué par les dimensions de la joue, et par l'œdème permanent de la paupière. L'eau boriquée injectée par la fistule sort par la narine. Avec un stylet on constate que le trajet fistuleux se dirige en bas et en dedans; plusieurs points du maxillaire supérieur sont dénudés et rugueux. Un premier curetage pratiqué par la fistule ne donne pas de résultats; en octobre, on fait une incision à angle droit dans les sillons orbito-palpétral et naso-génien; abaissement du lambeau; résection d'une petite portion osseuse, large communication faite avec les fosses nasales; curetage. Guérison.

Observation IX (*résumée*)

Empyème du sinus. — Ostéo-périostite du plancher de l'orbite. — Névrite optique. — Guérison après ouverture du sinus. (Despagnet, *Bulletin de la Société d'opht. de Paris*, 1893. Cité dans la thèse de Salva.)

Mme L..., âgée de vingt-quatre ans, femme de chambre, a subi l'énucléation de l'œil droit il y a cinq ans pour une affection probablement tuberculeuse. Depuis trois mois, diminution de la vue, douleurs de tête, amaigrissement, fièvre le soir. À l'examen de l'œil droit, on constate une légère mydriase à très faible réaction lumineuse, et contraction légère à la convergence. Milieu transparent. Pas de lésions matérielles à proprement parler du nerf optique, mais les vaisseaux veineux et ceux de la rétine voisine sont fortement dilatés, variqueux. Les bords sont légèrement nuageux, recouverts par une suffusion. Rien d'anormal dans les autres membranes. V = 1/20. Champ visuel rétréci concentriquement; faculté chromatique abolie. Pas d'exophtalmie.

La malade est mise en observation et on lui prescrit un peu de quinine et un collyre à l'ésérine; au bout de quinze jours la situation ne s'est pas modifiée; le nerf optique seul est devenu plus congestionné et ses bords plus diffus. L'addition d'iodure de potassium à son traitement et un vésicatoire à la tempe ne produisent aucune modification. M. Despagnet examine alors la dentition et constate que la deuxième prémolaire gauche est cariée et sensible à la pression. Cette dent est arrachée le lendemain, et il s'écoule une certaine quantité de pus par l'alvéole.

Trois jours après, l'acuité visuelle est remontée à 3/10; les douleurs de la tête sont moins fortes; même état pupillaire; même congestion au niveau du nerf optique; le champ visuel est toujours rétréci et la faculté chromatique toujours nulle.

Quinze jours après, aucun changement ne s'est produit; on constate et on enlève un séquestre resté dans la cavité alvéolaire qui semblait être la cause de la persistance des accidents. En effet, à partir de ce jour l'œil s'améliore peu à peu; les troubles disparaissent, la vision centrale se rétablit normale, le champ visuel revient à ses limites physiologiques, et la faculté chromatique se trouve des plus sensibles. La pupille a repris ses fonctions. Seule la papille conserve des traces de l'inflammation dont elle a été le siège ; on constate, en effet, une décoloration de sa zone interne. Il y a là un certain degré d'atrophie qui témoigne que la congestion et la suffusion observées pendant le cours de la période aiguë étaient les symptômes d'un léger degré de périnévrite.

M. Despagnet, interprétant cette observation, admet la filiation suivante : carie dentaire, périostite alvéolaire, sinusite, comme le prouve l'écoulement abondant de pus qui a suivi l'extraction de la dent ; propagation de l'inflammation du périoste à l'orbite où, au niveau du trou optique, elle a comprimé le nerf de façon à l'enflammer et à interrompre en partie la transmission des perceptions rétiniennes.

La paralysie de l'iris et du muscle accommodateur est le fait d'une action réflexe occasionnée par la névrite du trijumeau.

OBSERVATION X (*résumée*)

Empyème aigu du sinus maxillaire. — Exophtalmie. — Névrite optique.
(Merz. Cité in thèse Salva.)

Joseph G..., vingt-six ans. — Maux de tête depuis deux ans. Brusquement l'œil gauche enfle, la vue diminue d'une façon notable et le malade ressent un violent mal de tête. Fistule spontanée dans la moitié nasale de la paupière supérieure et par cette fistule écoulement constant et abondant de pus.

A l'examen du malade, les paupières de l'œil gauche, surtout la supérieure, sont fortement enflées et rougies. Entre elles apparaît un repli de la muqueuse d'un rouge intense. Un stylet enfoncé par la fistule pénètre de 5 centimètres et heurte contre la paroi nasale dénudée.

Mouvements de l'œil très réduits et exophtalmie de 1 cent. 05. Pas de fluctuation nulle part. Cornée intacte, réaction pupillaire normale. A l'examen ophtalmoscopique papillite d'intensité moyenne, V = 2/8.

Au bout de quelques jours, apparition des symptômes d'un abcès orbitaire. Incision. Diminution de la papillite.

Quelques semaines après, on fait le diagnostic d'un abcès de l'antre ; on évacue le pus, on fait des lavages et en peu de jours le bulbe reprend presque sa place, revient normalement : il reste encore un peu d'injection. La papillite du début a complètement disparu ; l'acuité est montée à 2/3.

OBSERVATION XI

Empyème du sinus maxillaire — Commencement d'atrophie papillaire. — Ouverture du sinus. — Amélioration très notable de la vision. (Courtaix, Th. de Paris, 1891)

François H..., gardien de la paix, trente-cinq ans, avait toujours eu une excellente santé, lorsque, en juin 1881, dans une rixe il reçut un coup de couteau derrière l'oreille gauche. La lame avait pénétré de haut en bas et d'arrière en avant, un peu au-dessus de l'apophyse mastoïde à 1 cent. 1/2 en arrière de la conque. Pendant quatre mois du pus s'écoule de la plaie qui ne s'est pas cicatrisée, et au fond de laquelle on sent un os dénudé. Vers la fin de l'hiver l'écoulement cessa et la plaie se cicatrisa ; mais à ce moment survinrent, dans tout le côté de la tête, des douleurs bientôt violentes, continues, provoquant des étourdissements fréquents. En même temps se produisait de ce côté un affaiblissement progressif de l'ouïe, puis H..., qui avait toujours eu une vue excellente, s'aperçut qu'elle baissait de plus en plus du côté gauche d'abord, et bientôt aussi du côté droit.

19 août. — Le malade se présente à la consultation des Quinze-Vingts ; il y voit à peine pour se conduire et l'examen ophtal-moscopique fait reconnaître une ischémie papillaire qui fait craindre une atrophie grise double en voie d'évolution. On institue le traitement par l'iodure de potassium, les courants continus, les injections de strychnine. Le traitement n'ayant donné aucun résultat, et le malade disant qu'il lui semblait souvent avoir du pus dans la bouche, on l'envoie à la clinique odontologique.

23 octobre. — A l'examen de la bouche on reconnaît que le malade est atteint d'un abcès du sinus maxillaire. Pendant quelque temps on constate bien la présence du pus dans la bouche, mais sans pouvoir trouver l'orifice qui lui donne issue.

30 octobre. — On enlève la première grosse molaire supé-rieure dont les racines baignaient dans le pus du sinus, on en pratique la ponction au moyen d'un trocart courbe. Après l'écoulement du pus, on fait régulièrement des lavages antisep-tiques du sinus.

A partir de ce moment la suppuration diminue rapidement et les douleurs avaient cessé en partie dès le huitième jour après l'opération. Elles sont très espacées et consistent surtout en une sorte d'engourdissement. Les vertiges ont disparu aussi-tôt après la ponction.

Le malade va de mieux en mieux chaque jour.

L'exploration du champ visuel, faite le 16 décembre, montre qu'il est normal à droite, et qu'à gauche, si on le compare au tracé pris en octobre, il y a une amélioration tellement marquée qu'on espère la guérison définitive. Il y avait également une amélioration très marquée du côté de l'oreille.

Observation XII

Empyème du sinus maxillaire. Atrophie de la papille. (Charles Gaine. — *Brit. med. Journal*, 30 décembre 1865.)

E. B..., âgé de vingt-deux ans, fut admis à l'hôpital de Bath le 7 août 1863 pour vision défectueuse de l'œil droit. Il y avait ptosis de la paupière supérieure droite et gonflement de la face, avec un abcès de l'alvéole et, la suite le prouva, de l'antre d'Highmore en relation avec la première molaire supérieure droite qui avait été brisée dans des tentatives d'extraction. Le 16 septembre la vue de l'œil droit était entièrement perdue. Les chicots de la dent brisée furent extraits, l'antre ouvert et une grande quantité de pus évacuée.

A l'examen ophtalmologique, le nerf optique était très anémique.

Quand le malade fut revu, le 5 mai 1864, le nerf de la troisième paire avait repris ses fonctions; le ptosis n'existait plus, et la pupille fonctionnait bien. Le nerf optique était encore anémique et l'œil droit complètement aveugle.

Observation XIII

Empyème du sinus maxillaire. — Atrophie de la papille. (James Salter. Cité in thèse de Courtaix)

Élisa P..., vingt-quatre ans, est prise de frissons; en peu d'heures l'inflammation gagne l'orbite, la pupille est dilatée et fixe, la vue est abolie, il se fait un abcès de l'antre. On extrait trois dents; pendant huit mois, écoulement de pus et chute

d'esquilles. La pupille reprend ses mouvements ; la cécité
persiste.

Rien à l'ophtalmoscope qu'une anémie de la pupille.

Observation XIV

Empyème du sinus maxillaire. — Dacryo-adénite. (Galézowski. —
Société d'ophtal. de Paris, 10 oct. 1893).

Mlle B.... âgée de dix-huit ans, vint me consulter le 5 septembre 1892, pour une inflammation intense de l'œil droit. Le
globe lui-même était saillant, douloureux au toucher, et lar-
moyant constamment depuis janvier 1892. Tantôt la joue entière
était enflée, tantôt l'œil était tellement enflammé et les paupières tellement engorgées, qu'elle avait de la peine à l'ouvrir.
Le globe était, au moment de mon examen, très injecté ; on
apercevait seulement une inflammation plus prononcée du côté
de l'angle externe. De plus, l'œil était à demi fermé, et légèrement projeté en avant.

Une légère fluctuation apparaissait au-dessous du rebord
orbitaire supérieur, et de plus la région lacrymale était
saillante et gonflée ; car il s'agissait d'une vraie dacryo-adénite.
Pour combattre ces accidents, nous avons jugé nécessaire d'ouvrir l'abcès de la paupière supérieure. Néanmoins, le gonflement
de l'orbite ne diminuait pas. C'est alors que j'ai fait des recherches du côté de la mâchoire supérieure, et que j'ai constaté que
quatre dents molaires étaient complètement cariées et sensibles
au toucher ; je les ai extraites séance tenante ; il s'en est écoulé
une grande quantité de pus, et à partir de ce moment, l'affection oculaire a pris une nouvelle tournure ; le gonflement a
diminué très sensiblement, et la glande lacrymale s'est dégon-
flée peu à peu jusqu'à complète guérison.

Observation XV

Sinusite maxillaire. — Iritis (Ziem. — *Annales des mal. de l'oreille*, 1893).

En novembre 1889, je fus consulté par une dame qui était
soignée depuis cinq mois par plusieurs confrères non oculistes.
Cette malade était atteinte d'une iritis récidivante de l'œil droit

ayant amené l'occlusion complète de la pupille, le refoulement
de l'iris en avant, l'hypertension et l'amaurose de l'œil sans
que le processus morbide pût être enrayé, car la douleur per-
sistait, de même que l'injection ciliaire, la nécessité de bander
l'œil, ainsi que l'endolorissement de l'œil gauche lors du travail oculaire. L'acuité visuelle n'atteignait pas tout à fait 1/5,
le champ visuel était assez rétréci. La rhinoscopie antérieure
n'ayant pas fait connaître de gonflement rétrécissant le calibre
de la cavité nasale, le lavage à la pompe foulante donna issue
à une certaine quantité de muco-pus. Déjà avant le début de
l'iritis, la malade souffrait depuis des années de maux de tête
très violents. Je lui proposai la ponction exploratrice du sinus
maxillaire droit qui me paraissait affecté en raison des douleurs
ressenties aux molaires supérieures pendant les années précé-
dentes, et d'un épaississement considérable de l'os à la place
des anciennes alvéoles des dents extraites depuis lontemps. A
la suite de ma proposition la malade ne revint plus, mais con-
tinua les irrigations qui avaient amené un soulagement à ses
maux de tête. Le 3 février 1890 elle revint me trouver, décidée
à se soumettre à l'opération.

L'état de l'œil ne s'était pas amélioré et nécessitait toujours
un pansement. La perforation du procès alvéolaire fut pratiquée
immédiatement au moyen du tour des dentistes avec une perte
de deux ou trois gouttes de sang, et l'introduction de la canule
amena l'issue d'une petite quantité de pus de couleur jaune
pâle qui fut expulsé par un lavage à la pompe foulante. Dès le
lendemain l'œil était moins injecté, et quinze jours après, le
lavage du sinus avec de l'eau salée ayant été effectué tous les
jours, l'amélioration fut si marquée que le bandeau porté
pendant huit mois put être supprimé. Le 3 mars, le champ
visuel avait regagné presque toute l'étendue normale, et les
yeux n'éprouvaient plus aucune fatigue.

Depuis vingt-neuf mois, il ne s'est pas produit de rechute de
l'iritis.

Observation XVI

Empyème du sinus maxillaire. — Iritis (Fromaget. — *Revue de Rhinologie* 1893).

M⁰⁰ P..., âgée de vingt-quatre ans, de Cognac, se présente le 25 juillet à la consultation gratuite de M. le professeur Badal, à l'hôpital Saint-André de Bordeaux.

Elle raconte que depuis deux mois environ, elle souffre de violentes douleurs de la face à gauche, et de l'œil du même côté.

On constate, en effet, une tuméfaction notable de la partie gauche de la figure. Il y a un peu de blépharospasme, de la photophobie, un cercle périkératique très net ; la pupille est irrégulière, car elle a été dilatée par l'atropine dont la malade faisait usage, et on peut aisément constater l'existence de quelques synéchies postérieures.

Toutes les autres parties de l'œil sont saines. L'œil droit est intact.

Il s'agissait là évidemment d'une iritis ; quelle en était la cause ?

Interrogée soigneusement au point de vue d'une syphilis probable, les recherches entreprises à ce sujet ont toutes abouti à un résultat négatif. Elle n'avait non plus eu de rhumatisme ; pas d'infection blennorrhagique ; enfin il n'y avait aucun traumatisme.

Depuis un mois, elle suivait un traitement institué par un oculiste, et qui consistait en collyres à l'atropine ; ce médecin avait également ordonné le sirop de Gibert que la malade n'avait pas encore employé. En l'interrogeant plus soigneusement, elle dit qu'avant de souffrir de l'œil, elle avait eu un violent coryza, et que depuis ce temps-là elle crachait du pus, et en mouchait souvent par la narine du côté malade. Elle avait fait le même aveu au premier spécialiste consulté qui lui avait proposé une intervention. Effrayée, elle était alors venue à Bordeaux.

Depuis le début, elle souffre de violentes céphalées dans la région frontale et maxillaire gauche. La dentition est très mauvaise, presque toutes les molaires sont cariées. On pensa tout de suite à une affection du sinus maxillaire, et la malade fut envoyée à M. le Dr Moure qui pratiqua l'éclairage de la face et trouva de la matité à gauche. Une ponction exploratrice au galvano-cautère permit de retirer du pus. Il n'y avait donc pas de doute, on était en présence d'un empyème de l'antre d'Highmore.

On fit enlever de vieilles racines, on perfora l'alvéole, un lavage fut pratiqué qui ramena beaucoup de pus. Deux jours après, tous les symptômes de l'iritis avaient disparu. Il ne restait plus que trois synéchies. Plus de larmoiement, plus de blépharospasme, plus d'injection périkératique.

Pendant les huit jours de séjour dans le service du professeur Badal, la malade n'avait subi aucun traitement. Elle est partie huit jours plus tard sans qu'aucun nouveau symptôme oculaire se soit montré.

Observation XVII

Empyème de l'antre. — Rétrécissement du champ visuel. — Ziem

Empyème de l'antre ; rhinite hypertrophique unilatérale; contraction concentrique du champ visuel de toutes les couleurs; asthénopie accommodative. Hyperesthésie rétinienne, sensations de lumière particulièrement subjectives, — photophobie avec blépharospasme et névralgie infra-orbitaire.

L'évacuation de l'empyème fut suivie par la guérison des symptômes oculaires.

CONCLUSIONS

I. — L'empyème aigu ou chronique du sinus maxillaire peut provoquer des accidents inflammatoires ou des troubles réflexes du côté de l'orbite et de l'œil. Ces accidents doivent être assez fréquents, mais ils ne sont, la plupart du temps, pas rattachés à leur véritable cause, l'empyème du sinus maxillaire étant lui-même très souvent méconnu.

II. — Les lésions inflammatoires sont les plus fréquemment observées ; elles paraissent se manifester plus souvent dans les inflammations aiguës ou subaiguës de l'antre :

A. — On a observé l'*ostéo-périostite* du plancher de l'orbite. Cette affection doit être considérée comme relevant, dans la grande majorité des cas où on l'observe, d'une affection propagée du sinus maxillaire (Panas, Duplay, Rollet). Sa production est facilitée par le peu d'épaisseur de la paroi, et par les déhiscences que l'on observe quelquefois dans cette même paroi. Elle aboutit dans quelques cas à la formation d'une large communication entre l'orbite et le sinus.

Quand elle siège près du trou optique elle peut provoquer l'inflammation ou la compression du nerf optique, et consécutivement l'affaiblissement et même la perte définitive de la vision.

B. — *Le phlegmon orbitaire* qui évolue avec les mêmes symptômes que les phlegmons dus à d'autres causes, et avec la même gravité. Dans la plupart des cas, ils doivent succéder à une ostéo-périostite du plancher.

C. — Peut-être des *phlébites* orbitaires.

D. — La *dacryo-adénite* (Galezowski).

Les iritis qui surviennent dans le cours d'empyèmes du sinus, regardées par Ziem comme inflammatoires, paraissent devoir être rangées plutôt parmi les troubles réflexes.

III. — Comme troubles réflexes on a observé :

L'iritis ;
Le rétrécissement du champ visuel ;
Le blépharospasme, le ptosis, etc.
La dilatation pupillaire.

Ces troubles réflexes disparaissent très rapidement après l'ouverture du sinus malade et l'évacuation du pus.

IV. — Sauf dans les cas d'empyèmes aigus où l'attention est attirée du côté du sinus, ce n'est que par un interrogatoire soigneux et souvent par l'examen du sinus que l'on pourra rattacher les troubles précédents à l'inflammation de l'antre. L'examen des fosses nasales et des sinus doit donc compléter tout examen oculaire.

V. — Le traitement de ces complications consistera évidemment à traiter l'empyème du sinus d'abord. On évacuera en outre le pus de l'orbite dans les cas d'inflammation soit en maintenant ou pratiquant une ouverture palpébrale inférieure soit en favorisant l'écoulement du pus par le sinus drainé par sa partie inférieure ou antéro-inférieure (trépanation alvéolaire ou canine).

Vu :

LE DOYEN,

LORTET

Vu :

LE PRÉSIDENT DE THÈSE,

M. POLLOSSON

Vu et permis d'imprimer :

LE RECTEUR,

G. COMPAYRÉ

BIBLIOGRAPHIE

AVELLIS .... Das acute Kieferhœlenempyeme und die Frage der Selbstheilung desselben *Arch. für Laryng.* 4 Bd. 2 H.

BATUT.................... Rapports entre les maladies des yeux et celles du nez. *Annal. Mal. de l'oreille,* 1893.

BERGER .... Rapports entre les maladies des yeux et celles du nez. Paris,1892.

BIDE..................... *France méd.,* 1890.

BRONNER............. ... Les réflexes d'origine nasale, *Lancet* 27 juillet 1895.

BRUNSCHWIG .... Phlegmon orbitaire conséc. à une sinusite maxillaire. *Normandie médicale,* 1896.

BLOCH................... L'empyème du sinus maxill. d'après 20 cas. Inaug. Dissert. Kœnigsberg, 1890.

BRUCK.................. Casper's Wochenschr. 1851.

CALDWELL .... Malad. des sinus aériens du nez et leurs rapp. avec les mal. des yeux, New-York. *Med. Record.* Août 1893.

CAPDEVONT .... Th. Paris, 1894.

CHEVALLIER .... *Archiv. méd. belges,* 1869.

COLLIER .... Deux cas de névralgie du trijumeau par lésions nasales, *Lancet,* 1895.

COURTAIX.............. Th. Paris, 1891.

DELAMARRE .... *Arch. de méd. mil.,* 1893.

DUVAL .... *Ann. d'ocul.* XV.

FAGE .... *Ann. d'oculist.* 1895.
FERRON .... *Revue de laryng.* 1893.
FISCHER............... *Klin. Unterricht. Augenh.* 1832.
FOUCHER............... *Gaz. des hôpit.* 1856.
FROMAGET.............. *Revue des rhinol.* 1893.
GALEZOWSKI............ *Arch. gén. de méd.* XVIII
GALEZOWSKI............ *Ann. d'ocul.* 1895.
GAINÉ .... *Brit. med. Journal,* 1805.
GAILLARD .... Th. Paris, 1887.
GAPIN .... Th. Paris, 1891.
GROSSMANN .... Troubles visuels dans les affections du nez. *All. Wiener med. Zeit.* 14.
GRADLE................ Rapports étiologiques des affections du nez et des oreilles, *Journal amer. med. Assoc.* 1892.
GUICHARD .... Sur quelques complications des empyèmes du sinus maxillaire, *Revue de laryngol.,* 1895.
HACK................. *Wiener med. Wochens.,* 1885.
KOLAROWITCH.......... Th. Bordeaux, 1895.
KILLIAN .... Mon expérience au sujet de la supp. des cavités de la mâchoire. *Munch. med. Woch.* 1892.
LAURENS.............. Lésions nasales et troubles oculaires réflexes. *Ann. d'ocul.* 1890.
LAURENS .... Relation des maladies du nez et de ses annexes avec les mal. des yeux. *Gaz des Hôp.* 1895.
LICHTWITZ .... De l'empyème des cavités accessoires du nez. *Bulletin méd.* 1893.
LICHTWITZ .... Complic. des empyèmes des cavités acc. du nez. *Ann. mal. de l'oreille.* 1893.
LUC................. *France médic.* 1891.
MENZ................ *Klin. Monatsch. f. Augen,* 1895.
MENDEL.............. *Journal des praticiens.* 1890.
NIEDEN .... *Arch. f. Augenh.* XIV.
PANAS .... *Bull. de l'Ac. de méd.* 1895.
PASQUIER .... *Lancette franç.,* 1839.
PÉCHIN .... Contribution à l'étude des affections oculaires et des sinusites de la face d'origine dentaire. *Rec. d'opht.* 1800.
SALVA .... Th. Paris, 1895.
SOVET .... *Ann. d'ocul.* 1845.

Spalding .... Journal amer. med. Assoc. 1892.
Terson. .... Remarques sur les phlébites orbitaires,
                          Rev. d'opht. 1893.
Terson.. .... Gaz des hôpit. 1892.
Teissier .... Ann. des mal. de l'oreille, 1892.
Valude.............. Union méd. 1895.
Ziem .... Monats f. Ohrenh. 1886.
  — .... Monats f. Ohrenh. 1887.
  — .... Allgem. med. Centralzeit. 1887.
  — .... Berlin Klin. Woch. 1888.
  — .... Ann. mal. de l'oreille, 1893.
  — .... Ann. mal. de l'oreille, 1894.

TABLE